国家自然科学基金青年科学基金项目资助(71601034)

中国博士后科学基金一等资助(2016M600210)

在线健康社区的病患用户社交及竞争行为研究

宋晓龙　著

哈尔滨工业大学出版社

内容提要

本书主要以在线社区和医疗保健领域相关研究为基础,从在线健康社区中病患用户的社交和竞争行为两方面出发,通过实证研究,探讨病患用户如何参与在线健康社区以及在线健康社区如何为患者用户带来价值。

本书适用于相关领域学生、教师以及研究人员等不同群体,也可作为健康信息技术企业及健康管理机构从业人员的参考读物。

图书在版编目(CIP)数据

在线健康社区的病患用户社交及竞争行为研究/宋晓龙著. —哈尔滨:哈尔滨工业大学出版社,2018.11
　ISBN 978 - 7 - 5603 - 7724 - 7

　Ⅰ.①在… Ⅱ.①宋… Ⅲ.①互联网络-应用-社区-医疗保健-研究 Ⅳ.①R1-39

中国版本图书馆 CIP 数据核字(2018)第 243519 号

在线健康社区的病患用户社交及竞争行为研究
ZAIXIAN JIANKANG SHEQU DE BINGHUAN YONGHU SHEJIAO JI JINGZHENG XINGWEI YANJIU
策划编辑　李艳文　范业婷
责任编辑　王晓丹
出版发行　哈尔滨工业大学出版社
社　　址　哈尔滨市南岗区复华四道街 10 号　邮编150006
传　　真　0451 - 86414749
网　　址　http://hitpress. hit. edu. cn
印　　刷　哈尔滨圣铂印刷有限公司
开　　本　787mm×1092mm　1/16　印张 8.75　字数 163 千字
版　　次　2018 年 11 月第 1 版　2018 年 11 月第 1 次印刷
书　　号　ISBN 978 - 7 - 5603 - 7724 - 7
定　　价　38.00 元

前　　言

随着医疗保健的中心逐渐由疾病转向病患,病患参与在健康改善过程中的作用日益凸显。近年来,健康信息技术的快速发展为实践病患赋权提供了一个前所未有的机会。越来越多的具有共同健康兴趣的患者聚集在虚拟空间形成在线健康社区。在线健康社区的出现,不仅改变了病患寻找健康信息、获取社会支持的方式,还为健康知识的产生、健康管理方法的创新提供了重要平台。在这一背景下,患者如何参与在线健康社区以及在线健康社区能够为患者带来什么样的价值,成为学术界迫切需要回答的问题。该问题的回答将为充分发挥在线健康社区在医疗保健过程中的作用提供有益支持。尽管学术界在这一新兴领域已进行了一些有意义的探索,但仍不充分。

本书主要以当前在线健康社区和医疗保健领域相关研究为基础,在社会认知、社会支持等理论的驱动下,通过实证分析研究在线健康社区中病患用户的社交及竞争行为,具体分为四个部分:

(1)研究病患用户在在线健康社区中如何建立朋友关系。根据同质性理论,建立病患特征与病患朋友网络形成之间关系的指数随机图模型,研究何种病患用户间相似性在多大程度上决定在线健康社区中病患用户间成为朋友的可能性。结果表明在线健康社区中,病患朋友网络的形成主要归因于健康同质性,具体表现为治疗方式的同质性和疾病严重程度的同质性。研究证实了健康同质性在病患朋友网络形成中所起的作用,明确了病患用户的交友需求。研究结果可以帮助改进在线健康社区的社交服务。

(2)研究在线健康社区中病患用户间认同型情感支持关系的形成过程。基于社会网络角度,根据任意两个用户间是否存在认同型情感支持关系构建认同型情感支持关系网络。实证研究网络结构和个体属性对认同型情感支持关系形成的影响。研究发现认同型情感支持关系网络是优先连接、过去经历和活跃性

1

共同作用的结果。研究从整体上认识了认同型情感支持在在线健康社区中的分布情况,通过建立网络结构、病患个体特征与认同型情感支持关系形成之间的关系,识别出不同病患用户提供和获得认同型情感支持的可能性。

(3)研究在线健康社区中竞争行为对健康改善的影响。采用准实验设计的方法,比较参加竞争的用户与没有参加竞争的用户在竞争引入前后的健康改变差异。通过倾向得分匹配技术和倍差分法的结合使用,估计竞争对健康改善的净影响。研究发现在线健康社区中的竞争对激励用户实践健康活动有促进作用,能够显著提高减重效果。研究结果扩展了对在线健康社区价值的理解,在线健康社区给患者带来的价值不仅仅局限在提供各种社会支持上,还可以通过竞争策略建立有效的激励环境,促使患者实践健康行为。

(4)研究在线健康社区中的病患用户持续参与行为。将竞争活动用户的交流分为内部交流和外部交流,并通过文本分析技术按交流内容分成不同社会支持。考虑不同来源、不同内容的社区交流等影响因素,通过使用生存分析方法,研究用户在何种条件下以及何时终止持续参与活动。研究结果显示来源和内容都能够影响社区交流对用户持续参与竞争活动的作用。来自竞争活动内部和外部的社会支持都能够推动用户长期参与。其中,内部交流中主要强调情感支持和陪伴支持,这两种支持相比信息支持对持续竞争行为的积极影响更大;外部交流中信息支持的作用更为突出。研究为如何促进病患用户的持续参与提供重要支持。

由于作者水平有限,本书内容只是相关研究领域诸多研究成果中的点滴,对于本书的不足之处,期盼有关专家和读者批评指正。

作 者

2018 年 9 月

目　　录

第1章　绪论 …………………………………………………………… 1

1.1　研究背景及研究问题 ……………………………………… 1

1.1.1　研究背景 ……………………………………………… 1

1.1.2　研究问题 ……………………………………………… 5

1.2　研究目的和意义 …………………………………………… 6

1.2.1　研究目的 ……………………………………………… 6

1.2.2　研究意义 ……………………………………………… 7

1.3　国内外研究现状及评述 …………………………………… 8

1.3.1　互联网与医疗保健相关研究 ………………………… 8

1.3.2　以患者为中心的电子健康相关研究 ………………… 11

1.3.3　病患社会网络相关研究 ……………………………… 14

1.3.4　在线社区用户参与行为相关研究 …………………… 16

1.3.5　研究评述 ……………………………………………… 19

1.4　研究方法与技术路线 ……………………………………… 20

1.4.1　研究方法 ……………………………………………… 20

1.4.2　技术路线 ……………………………………………… 21

1.5　研究内容与本书框架 ……………………………………… 22

1.5.1　研究内容 ……………………………………………… 22

1.5.2　本书框架 ……………………………………………… 23

第2章　在线健康社区社交及竞争行为研究的理论基础 …………… 26

2.1　在线健康社区的基础理论 ………………………………… 26

2.1.1　在线健康社区的基本概念 …………………………… 26

2.1.2　社会支持理论 ………………………………………… 29

2.1.3　社会认知理论 ………………………………………… 31

2.2　在线健康社区中社交行为研究的理论基础 ……………… 34

2.2.1　社会网络理论 ………………………………………… 34

2.2.2　同质性理论 …………………………………………… 36

1

2.3 在线健康社区中竞争行为研究的理论基础·············· 36
    2.3.1 社会比较理论·· 38
    2.3.2 自我决定理论·· 39
2.4 在线健康社区中持续参与行为研究的理论基础········· 40
2.5 本章小结··· 43

第3章 在线健康社区中朋友关系形成的影响因素研究········· 44
3.1 在线病患网络··· 45
3.2 在线健康社区中朋友关系形成影响因素的研究假设····· 47
    3.2.1 性别同质性对朋友关系形成的影响·············· 48
    3.2.2 治疗方式同质性对朋友关系形成的影响·········· 49
    3.2.3 健康状态同质性对朋友关系形成的影响·········· 50
3.3 在线健康社区中朋友关系网络形成影响因素的研究设计··· 51
    3.3.1 研究框架·· 51
    3.3.2 研究背景与数据·· 52
    3.3.3 指数随机图模型·· 54
3.4 在线健康社区中朋友关系网络的指数随机图模型分析··· 55
    3.4.1 结果分析·· 55
    3.4.2 拟合优度检验·· 58
3.5 研究结论与讨论··· 59
3.6 本章小结··· 60

第4章 在线健康社区中认同型情感支持关系形成的影响因素研究 61
4.1 在线健康社区中认同型情感支持关系形成影响因素的研究假设····· 63
    4.1.1 优先连接对认同型情感支持关系形成的影响······ 63
    4.1.2 认同型情感支持经历对认同型情感支持关系形成的影响······· 64
    4.1.3 活跃性对认同型情感支持关系形成的影响········ 64
4.2 数据收集··· 65
4.3 在线健康社区中认同型情感支持关系形成影响因素的实证分析····· 66
    4.3.1 指数随机图模型分析···································· 66
    4.3.2 拟合优度检验·· 70
4.4 研究结论与讨论··· 71
4.5 本章小结··· 72

第 5 章　在线健康社区中竞争行为对用户健康的影响研究 ·············· 73

 5.1　竞争与健康 ··· 74

 5.2　在线健康社区中竞争行为对用户健康的影响的实证分析·········· 75

  5.2.1　实证框架 ·· 75

  5.2.2　数据收集 ·· 78

  5.2.3　倾向分数匹配 ·· 79

  5.2.4　倍差分分析 ·· 83

  5.2.5　结果分析 ·· 86

 5.3　研究结论与讨论 ··· 87

  5.3.1　竞争行为对健康改善的激励作用 ···························· 87

  5.3.2　研究意义和局限性 ·· 88

 5.4　本章小结 ··· 89

第 6 章　在线健康社区中持续竞争行为的影响因素研究 ·············· 90

 6.1　在线健康社区中持续竞争行为影响因素的研究假设 ············· 92

  6.1.1　交流来源对持续竞争行为的影响 ···························· 92

  6.1.2　交流内容对持续竞争行为的影响 ···························· 93

 6.2　在线健康社区中持续竞争行为的影响因素的实证分析 ··········· 94

  6.2.1　生存分析方法 ·· 94

  6.2.2　数据收集与变量 ·· 96

  6.2.3　实证结果 ·· 99

 6.3　研究结论与讨论 ··· 104

 6.4　本章小结 ··· 105

结　论 ··· 106

参考文献 ··· 108

3

第1章 绪 论

1.1 研究背景及研究问题

1.1.1 研究背景

尽管医疗知识和技术不断更新,医疗费用占各国 GDP 比重逐年攀升,但现有医疗系统依然难以满足民众日益增长的健康需求[1]。如何降低医疗成本、提高医疗保健服务的效率已经成为人类社会发展中迫切需要解决的全球性问题[2]。随着我国在"十三五"规划中将"健康中国"上升为国家战略,医疗体制改革进一步深化,基本公共卫生服务水平得到明显提升,但人民对医疗保健服务的需求得不到很好满足的问题依然突出。解决这一问题,不仅仅需要更多医疗资源的投入,更需要对医疗保健系统进行深层次变革。

现有的医疗保健系统主要建立在以疾病为中心的模型(Illness–centered Medicine)的基础上。该模型主要基于生理学视角,通过分析特定疾病的生理、病理特征,解释病患健康问题并提出治疗方法[3]。在实践过程中发现,该模型存在一定的局限性。以疾病为中心的模型通常将疾病与病患本身的社会背景相剥离,以群体层次的疾病治疗为核心,往往忽略患者所在环境、行为、心理等因素对健康的影响。如在药品的使用上,大多数服用者往往遵循相同剂量标准(或将患者做简单分类)。而实际上由于个体差异,同一剂量下的药物对个体的疗效往往存在较大差异。同时,医疗服务的垄断性和医学知识的专业性阻碍了患者的参与。结果导致医生实际主导着医患交流中的方方面面并导致家长式作风,患者在整个医疗过程中实际处于完全被动接受的地位[4]。此外,随着人类寿命的不断延长,慢性病管理逐渐成为人类健康生活中的重要组成部分。慢性病的预防和日常保健、慢性病改善、心理健康等更广阔的领域得到了越来越多的重视[5],而这些工作都需要病患的充分参与。

随着以疾病为中心的医疗保健的缺陷日益突显,疾病治疗和预防保健关注的焦点逐渐从群体层次转向个人层次,鼓励患者更多地参与医疗保健,已成为进一步改善健康服务质量的共识。近年来,越来越多的医疗保健服务提供者和研究人员将目光聚焦于以病患为中心的医疗保健模型（Patient-centered Medicine），主张给予患者更多权利，让患者在医疗保健过程中发挥更为重要的作用[6]。与以疾病为中心的医疗保健模型不同，以病患为中心的医疗保健模型认为改善健康应从病患的角度出发，全面考虑病患的各项身体机能、生活环境以及病因，重视患者自身的预防和保健，增加医患交流，加强患者参与[1,3,5]。该模型在降低医疗成本，改善健康质量方面表现出巨大的潜力，不仅仅可以改善医患关系，增强治疗黏性，完善现有的医疗服务系统，还可以创新和拓展医疗保健的服务方式和服务领域[5]。

信息技术的快速发展为以病患为中心的医疗保健模型的探索和实践提供了新的机会。随着信息技术不断向健康领域探索，远程医疗、智能传感器、互联网医疗等一大批以健康为导向的信息技术涌现出来。在健康信息技术的支持下，越来越多的病患在互联网及各种智能设备的帮助下，提取自身的健康信息，相互协作，获得社会支持，进行个人健康管理。图1.1描绘了信息时代下从以疾病为中心的医疗保健模型向以病患为中心的医疗保健模型的转变[1,7]。在以疾病为中心的医疗保健模型中，病患的自我治疗通常被认为是最低效、风险最高的治疗模式，而最有效、最安全的医疗服务来自于接受过病理学、药理学等正规医学教育并拥有大量治疗经验的医学专家。在互联网技术、无线传感器、信息系统、计算技术等信息技术和医学、社会学、计算机科学等多学科知识的驱动下，病患在医疗保健过程中开始扮演越来越重要的角色。传统的群体层次的医疗诊断正逐步转向个体层面的全人全程的健康追踪与预测、疾病预防、病患健康管理以及个

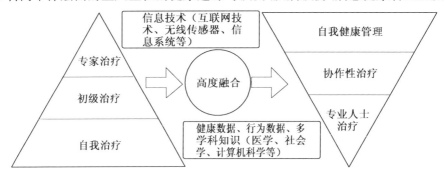

图1.1　从以疾病为中心的医疗保健模型向以病患为中心的医疗保健模型的转变

Fig. 1.1　Illness-centered Medicine Shifting to Patient-centered Medicine

性化治疗[1]。在以病患为中心的医疗保健模型中,病患从过去的医疗服务接受者转变为主导者和消费者。除医疗专业人士的治疗过程需要更多病患参与外,该模型还力求实现家庭、社会网络等支持下的协作治疗,以及信息技术支持下的自我健康管理。

随着医疗与互联网行业的不断融合,互联网医疗行业获得大量投资,病患参与的深度和广度水平不断拓展,催生了健康管理、健康咨询、健康社区和医药产品电子商务等行业。根据 Rock Health 发布的 2014 年度互联网医疗投资报告(如图 1.2 所示),以 2014 年为例,仅美国地区的互联网健康行业风险投资就高达 41 亿美元,几乎为之前三年的总和[8]。

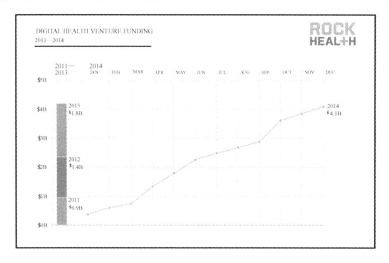

图 1.2 2011—2014 年度美国互联网健康行业风险投资[8]

Fig. 1.2 2011—2014 Digital Health Venture Funding in the U.S.

在这一背景下,"以病患为中心的电子健康"(Patient-centered E-health, PCEH)概念产生。以病患为中心的电子健康强调在电子健康设计时,应充分考虑患者需求以确保患者的最终采纳和使用[9]。作为电子健康中最有前景的方向之一,健康 2.0(Health 2.0)是指通过社会化技术促进病患、看护人、医疗工作者以及其他利益相关者在健康领域的合作[10]。近年来,一大批以健康 2.0 技术为支撑的在线健康社区(Online Health Communities,OHC)涌现出来,如 Patientslikeme、Medhelp。在国内,也出现了"好大夫在线"和"甜蜜家园"等。在线健康社区中,有共同健康兴趣的人在虚拟空间中自发地聚集在一起,分享经验,讨论问题,彼此提供情感支持并进行自我健康帮助[11]。在线健康社区按用户构成和交流模式的不同可分为医生–医生社区、医生–患者社区、患者–患者社区,本书主要关注由患者用户构成的在线患者–患者社区。在线健康社区的价值实现以大量的参与者为基础,参加的人越多,产生的价值就越大[10]。这种基于社区的大众生成方式,尤其适合医疗保健领域[12]。医学知识的高度专业性以及疾病尤其是慢性疾病的复杂多变,使患者在治疗过程中需要不断获取知识。而当前的医疗系统缺乏一种方便的、灵活的医患沟通方式。由于医疗资源的紧张,医生往往缺乏足够的时间倾听患者大量琐碎的疾病描述,而他们自己也通常缺乏患者疾病的真实体验[13]。在线健康社区为病患提供了一条随时、随地获取健康知识的新渠道。在集体智慧(Collective Intelligence)的作用下,病患群体显现出比单个病患,甚至可能比医疗工作者更大的智慧,满足病患对健康知识的需求[14]。

在线健康社区给患者带来的益处是多方面的。首先,在线健康社区可以实现对病患进行健康教育的目的。调查显示浏览其他用户发表的健康问题的评论和经验已成为人们使用互联网的主要目的之一[15]。在线健康社区为患者间交流提供了重要场所。与医疗人员提供的专业知识不同,在线健康社区中病患群体生成的内容主要为病患亲身经历的直接经验型健康知识。这些知识不含或只含很少的医学术语,从而更容易被其他病患所学习,可以看作是医疗人员提供的专业知识的重要补充。在在线健康社区中,病患用户不仅仅能够获取和分享经验信息,还能够获得来自其他参与者的情感支持[16]。这些情感支持可以通过影响患者的心理状态减少患者的焦虑,增强病患应对病魔的信心。同时,在线健康社区中面临相似疾病问题的其他病患用户的伴随支持,还可以减少患者内心的孤独感。在线健康社区的社会价值不仅仅体现在获得他人的支持,还表现在为病患用户提供了帮助他人的机会,从而加强了他们内心的幸福感[17]。此外,在线健康社区还在对病患找到适合自己的疾病管理方式、达到理想的治疗效果等方面具有重要意义。

在线健康社区的快速发展,不仅仅改变了病患获取健康信息、寻求社会支持的方式,还为健康知识的产生和健康管理方法的创新提供了重要平台。各种新工具、新功能的出现,不断丰富和加强在线健康社区对患者自我健康管理支持的形式和强度。在社交网络技术的支持下,病患用户可以在在线健康社区中与和自己面临相似健康问题的人之间发展多种形式的社会网络关系。类似脸书(Facebook)的好友功能可以使病患个体之间的社会支持变得长期化。竞争机制的引入,如建立从事某项健康活动的挑战赛,则为激励病患用户进行健康活动提供新的潜在支持方式。这些新技术、新服务的出现,在突破了在线健康社区已有为患者提供交流场所的功能的同时,也带来了诸如社会价值、有效性等研究机会,有待学术界进一步探索。

本书主要关注在线健康社区的社交和竞争服务,以当前在线社区和医疗保健领域相关研究为基础,在社会认知、社会支持等理论的驱动下,以行为导向为研究范式研究在线健康社区中病患用户的社交和竞争行为。研究成果将为学术界和医疗保健行业深入理解在线健康社区服务、病患的参与行为和健康改善之间的关系,在线健康社区对病患用户健康改善的价值,以及如何进一步发挥在线健康社区在医疗保健过程中的作用等方面提供有益支持。

1.1.2　研究问题

在线健康社区的独特性在于融合了在线社区与医疗保健的需求,使在线健康社区在用户参与动机和行为模式上明显区别于传统的在线社区:首先,在线健康社区中的病患用户参与的最终目的是实现自身健康的改善,因此在线健康社区的主要功能是以帮助患者进行自我健康管理展开的。其次,在线健康社区对健康的影响是一个从在线参与到线下实践的过程,需要线上线下行为的有效转化。这些区别要求更多研究关注在线健康社区的服务模式和用户参与行为。尽管一些学者已在这一领域有了一些有意义的探索,但仍有许多重要问题有待深入研究。一个核心问题是:病患用户如何参与在线健康社区,以及在线健康社区如何为患者带来价值? 本书以该问题为核心,围绕社交和竞争服务,进一步提取出以下三个关键问题:

(1)在线健康社区中病患用户如何开展社交活动?

在现实世界和 Facebook 中,好友关系的建立通常为以生活中相互认识为基础的"强关系"社交。而在线健康社区中,虚拟朋友关系往往建立在陌生人之间,即一种"弱关系"社交。双方都以改善自身的健康状况为目的而建立更紧密的关系。因此,病患用户在在线健康社区中为什么,以及如何建立好友关系就成为一个非常重要的问题。同时,学术界通常认为用户间的情感支持对患者健康具有积极影响,但鲜有研究探讨情感支持是如何形成于支持者和被支持者之间的。对这些问题的研究将有助于理解病患用户的社交需求,帮助在线健康社区完善社交功能的设计。

(2)在线健康社区中的竞争行为是否能够改善用户健康?

由于在线健康社区缺乏有效的监督机制,如何推动病患用户积极参与社区中的活动并实践健康行为已成为在线健康社区面临的主要挑战之一。通过竞争活动建立外部激励环境为应对该问题提供了一种可能。然而,目前学术界关于竞争究竟是有益于还是有害于个人健康表现的问题还不明确。因此,有必要对竞争策略在激励用户实践方面的有效性进行检验。由于现有研究主要关注在线健康社区中病患用户间的正向关系,如合作对健康改善的影响,对在线竞争与健康改善之间的因果关系进行检验将有助于扩展对在线健康社区价值的理解。

(3)如何促进病患用户持续参与在线健康社区中的竞争活动?

慢性病管理需要病患长期、不间断的努力。尽管在线健康社区对健康改善具有重要价值,但在线健康社区往往面临着高流失率,影响了在线健康社区对病患用户健康改善的干预效果。因此,需要对病患用户在在线健康社区中的持续参与行为的影响因素进行分析。现有在线健康社区领域和医疗保健领域文献对用户持续参与行为分别给出了不同的解释,为选择合适的参与行为促进策略,有必要对两个领域的理论进行综合检验。

1.2　研究目的和意义

1.2.1　研究目的

以当前在线健康社区相关研究为基础,本书将对上述提出的研究问题展开研究,研究的目的主要有以下几点:

(1)考察影响在线健康社区中病患用户建立社交关系的关键因素。社会网络的形成受到不同网络关系形成进程的影响。本书基于同质性理论和社会网络理论,检验不同关键因素对病患朋友网络、认同型情感支持关系网络形成的影响。研究是对以往病患社会网络研究的有益补充,将帮助认识在线健康社区中病患用户协作、互动关系的形成过程。研究结果将为改进在线健康社区中的社交服务,促进用户间建立紧密联系提供参考。

(2)探索在线健康社区中病患用户的社交行为和竞争行为的行为规律。通过对病患用户在在线健康社区中的交友行为、情感支持行为进行分析,探索病患用户的社交需求和行为偏好。通过对病患用户在在线健康社区中的竞争行为的行为模式进行分析,检验竞争行为与线下健康行为之间的关系。研究结果有助于在线健康社区提供者深入理解用户对网站的使用情况和影响机制,进而提供更有效的健康支持服务。

(3)揭示在线健康社区如何为患者用户带来价值。在线健康社区中不同的服务模块将以不同的方式影响患者的参与行为和健康结果。通过提取和量化病患用户在不同模块的参与情况和用户的健康状况,考察在线健康社区各服务模块在患者实现健康改善目的过程中的作用。研究结果将帮助在线健康社区提供者制定更为合理的参与行为促进策略,促使用户更积极地参与在线健康社区和实践健康行为。

1.2.2 研究意义

在线健康社区的快速发展,给研究者提供了广泛的研究机会。现有在线健康社区研究往往探讨在线健康社区作为医疗保健工具的使用情况,而较少关注病患使用者的参与行为模式。本书主要从用户行为角度出发,对病患用户在在线健康社区中如何参与并影响健康展开实证研究。本书的研究意义主要体现在理论和实践两个方面。

1. 理论意义

(1)现有的在线健康社区领域研究大多采用调查问卷的方法收集数据,使用简单的统计分析或随机试验,探讨患者对在线健康社区的使用情况。本研究从患者的在线健康社区参与行为入手,基于社会认知、同质性和社会比较等相关理论,直接抓取在线健康社区网站中的数据并对患者参与行为进行实证研究,研究结果为在线健康社区领域研究提供新的视角和理论。

(2)丰富病患社会网络、竞争-表现关系、在线社区持续参与等领域的研究。在线病患朋友关系网络、认同型情感支持关系网络形成的研究,将是对在线病患网络研究的有益补充。通过研究在线竞争与健康改善之间的关系,将竞争与表现间关系的文献扩展至健康领域。同时通过考察内部交流和外部交流两种交流对在线健康社区持续参与的影响,整合交叉领域理论,为促进病患的长期参与提供理论支持。

(3)扩展在线健康社区为用户创造价值方式的理解。除关注在线健康社区中病患用户间的正向关系,如合作关系外,本书还将探索病患用户间的负向关系对健康改善的影响和价值。此外,在检验在线健康社区参与方式有效性的同时,考察病患用户的长期参与情况,使研究更符合慢性病管理的长期性特征。

2. 实践意义

(1)对在线健康社区服务的提供者来说,本书的研究可以帮助其更好地理解在线健康社区服务、病患的参与行为、健康改善之间的关系,为改进网站设计、制定有效策略提供依据。研究可以帮助建立有效的用户参与激励机制,提供更为合理的支持服务,加强用户彼此间的支持,提高线上-线下行为的转化率,促进更广泛的用户从在线健康社区的参与中获益。

(2)研究还对患者用户具有重要的应用意义。研究结果可以帮助患者用户认识在线健康社区的价值、功能以及正确的参与方式,帮助其更好地将利用在线健康社区融入自我健康管理过程中,增加其通过参与在线健康社区最终实现健康改善的可能性。

1.3　国内外研究现状及评述

1.3.1　互联网与医疗保健相关研究

互联网技术已成为推动人类经济社会进步的重要力量。互联网的快速发展和广泛普及,不仅仅引发了商业模式的革命,还推进了社会变革和生活方式的改变。从商品购买到流行音乐,从餐馆挑选到社交生活,几乎每个传统领域都受到了互联网的冲击。在互联网的世界中,普通民众成为创新内容的贡献者,通过相互协作,完成高难度的任务,形成"参与式文化(Participatory Culture)"[1]和"众包(Crowdsourcing)"现象[18]。

互联网技术的快速发展为病患积极参与自身疾病的治疗过程提供了新的机会。近年来,互联网技术在病患赋权、病患教育上表现的巨大潜力,使互联网技术与医疗保健的结合受到了越来越多的关注。互联网提供的健康信息和健康服务,使病患获取健康信息变得更为容易,进一步支持病患的自我帮助和选择。通过将互联网技术应用于健康用途,病患用户能够感受到自己得到赋权以及对自己治疗的参与[19]。调查显示34%的互联网用户浏览过其他用户发表的在线健康信息[15]。而且由于互联网的匿名性,病患可以更加大胆地问出自己的问题。80%的在线健康信息搜寻者声称他们在互联网上找到了自己需要的健康信息[20]。同时,由于互联网的便利性,病患几乎可以在任何时间、任何地点寻找所需的健康信息。互联网的参与式文化符合以病患为中心的医疗保健模型中的病患赋权思想[3]。大量病患用户在互联网中分享自己的经验,建立病患产生内容(Patient-Generated Content, PGC)[21]。

近年来,互联网上涌现出了一大批以 Patientslikeme 为代表的健康社会化媒体。健康社会化媒体的出现使病患之间的交流变得更为容易。健康社会化媒体中,来自不同地方的病患聚集在一起讨论共同感兴趣的话题并相互提供帮助。健康社会化媒体不受时间和空间的限制,为患者提供一个在线实时的支持性的沟通环境。与传统的医患指导决策不同,在健康社会化媒体中,患者成为驱动他人健康行为改变的重要力量。健康社会化媒体环境下病患用户之间因健康需求而聚集、互动,实现了患者群体的社会化连接,形成在线健康社区。在线健康社区的出现,不仅仅满足了病患群体的社交需求,也为患者间相互支持、相互影响提供新的机会。患者可以彼此提供信息、情感、陪伴、社会网络等方面的社会支持,共同实现戒烟、减重、控血糖等健康目标。除交流外,这些社区还具有交友、自我反馈等功能,以帮助患者更好地进行健康的自我管理过程。研究表明,在线健康社区能够给用户带来社会支持,能够对用户的健康产生积极作用[22]。以健康社会化媒体为代表的互联网+健康模式对于破解医疗资源配置不合理的困局,缩小医疗鸿沟具有重要潜在价值。

尽管在线健康社区在满足患者信息需求、激励病患健康管理、减少不必要的就医经历等方面表现出巨大的潜力,但由于社会化媒体和健康领域的结合还处于探索阶段,其对健康影响的机制尚不明确。近年的研究发现患者能够从社会化媒体中获得社会支持,但相关研究往往集中于功能视角,而对于在线健康社区如何产生和如何作用于健康的研究则相对不足。

目前,互联网的健康应用主要集中在对慢性病的管理上。慢性病是指一类病程至少为三个月的经常性健康问题,主要由遗传或不良饮食习惯和生活方式导致。慢性病患者面临着症状处理、生理障碍、情感压力、复杂的治疗方法、生活方式调整等困难[23]。慢性病的治疗是一个漫长而又复杂多变的过程。由于医生的时间有限,很难实现全程监督病患的病情演变。同时,短暂的医生-病患交流难以满足患者在漫长的慢性病管理过程中所需的信息支持。个体可以通过先期发现、改变生活方式等途径对慢性病进行预防和控制。其中,互联网对患者健康的干预主要通过影响生活方式、科学配合治疗来实现健康的目的,如增加锻炼,预防并发症,合理调整饮食结构,改变身体形态认知[24]等。本书主要关注由糖尿病和减重两类慢性病用户构成的在线健康社区。

1.3.1.1 互联网与糖尿病管理

糖尿病现已成为威胁人类健康最主要的慢性疾病之一。来自国际糖尿病联盟(International Diabetes Federation,IDF)的报告显示全世界糖尿病患者已高达3.82 亿人(2013 年),而当年死于糖尿病相关疾病的人数共有 510 万,占死亡人群的8.39%[25]。我国的糖尿病患者数为 9 840 万,居世界首位。糖尿病的迅速蔓延,导致医疗成本急剧上升。仅 2013 年,全球糖尿病的治疗费用就达 5 480亿美元,占当年全球医疗总支出的 11%[25]。糖尿病所引发的长期的、高昂的花销给糖尿病患者家庭带来沉重的负担。目前,糖尿病引发的已不仅仅是一个健康问题,还是一个关系社会稳定、家庭幸福的社会问题。遏制糖尿病的蔓延势头,需要政府、社会、个人多个方面的政策和行动。

糖尿病治疗的一个重要方面是糖尿病患者的健康状况非常依赖患者自身对糖尿病的有效控制和生活方式。患者需要接受正确的糖尿病教育,自我监测血糖,注射胰岛素,预防并发症并辅助饮食和运动治疗。研究显示糖尿病患者可以通过积极交流更好地实现血糖的控制[26]。传统意义上的医生治疗只能对患者健康起部分作用,而其他从胰岛素的注射到并发症的预防,从健康的饮食习惯到减重活动都依赖患者自己完成。病患日常生活中的每一件事都会对他们的健康构成影响。此外,糖尿病的管理还需要来自生理学、心理学、营养学等多学科的知识。互联网为糖尿病病患获取需要的支持和服务提供了一个全天候、低成本、多领域知识的渠道。糖尿病专家呼吁糖尿病人的治疗需要更多基于社区的教育和活动,而在线健康社区在用户规模和信息传播上都明显优于传统健康社区,能够为糖尿病人提供长期支持和有针对性的反馈[27]。

现有互联网与糖尿病管理间关系的研究主要围绕糖尿病用户对互联网技术的使用情况和对用户健康改善的有效性展开。如 Nijland 等将糖尿病用户对在线健康社区参与的影响因素归结为登录设计等网站设计问题[28]。Gerber 对在线糖尿病自我管理训练项目的使用情况展开研究,结果显示参与者的使用频率在 6 个月内逐步递减[29]。McKay 等人的研究发现有规律地使用在线糖尿病社区,会显著获得更多收益[27]。Zrebiec 等人研究了糖尿病用户参与在线支持小组的目的,发现糖尿病用户的在线参与主要为信息交流和获取情感支持[30]。McKay 等人验证了在线糖尿病干预的有效性,发现通过互联网干预,糖尿病患者可以得到全面改善,尤其是节食方面的表现[31]。相似的发现还可见于文献[32],该研究显示基于移动和互联网技术的干预可以显著改善肥胖类 2 型糖尿病患者的 HbA1c 和 2HPPT 水平。McMahon 等人的研究发现基于网络的患者健康管理可以帮助糖尿病患者控制血糖和血压[33]。

1.3.1.2　互联网与减重

最近几十年中,肥胖在全世界范围内大面积蔓延,已经成为人类共同面对的挑战之一[34]。肥胖会增加健康的风险及患病的机会,如增加患 2 型糖尿病、心脏病以及某些癌症的概率。过量的脂肪还会导致肥胖者体型的改变并导致行为迟缓,降低生活质量。此外,社会对肥胖的负面评价还导致肥胖人群在社交、求职、教育方面遭遇偏见和歧视[35]。如研究发现肥胖将会减少个体的交友机会,体重正常的人相比过胖的人更容易获得朋友[36]。虽然减重可以通过健康的饮食和锻炼来完成,但控制体重是一个从设定目标到行动再到实现目标的长期的、连续的过程。由于时间、环境等因素的限制,成功实现减重目标并维持体重通常十分困难[37]。此外,许多肥胖病人还面临缺乏足够的社会支持的问题而中途放弃[38]。

不同的方法被应用于减重领域,但大多数方法的长期效果都不明显。在经历了各种各样失败的尝试之后,越来越多的减重人士将注意力转向了互联网技术。互联网随时可用,具有匿名性以及广大的用户群体,为减重人士的交流和积极参与提供了重要机会。如在线减重社区可以为用户提供社会支持,增强减重人士对体重管理知识的交流,并通过一系列工具赋予他们对体重更强的掌控能力[39]。大量研究探索了互联网技术对减重的影响。其中,大多数研究显示互联网能够积极地、显著地影响减重效果[40]。但 Harvey-Berino 等人的研究显示在线支持小组的减重效果显著小于面对面的支持小组[41]。随后的研究发现互联网对减重干预的有效性受到多种因素影响,包括能量的摄入和消耗的调整,认知行为的测量(如自我监控),个性化反馈的支持结构化方法[42]。

在线减重社区对减重人士的帮助主要包括:建立合理的减重计划,学习科学的减重方法,调整饮食结构,改变生活方式和行为习惯,部分替代和补充来自家庭成员和健康专家的传统支持[43]。在线减重社区提供一系列不同生活方式的干预模块,如自我健康状况追踪、目标进度的可视化展示、共同关心问题的讨论等,以支持用户对体重的管理。在线减重社区为减重人士相互交流建立了一个低风险环境[44]。社区成员大多为同样需要减重的人,因此不需要在表达自己看法时有太多顾虑。同时,在线减重社区促使成员建立一种社区意识,使他们能够彼此信任并重视对方[45]。

当前在线减重社区研究主要关注在线减重社区如何给用户提供支持以及用户的使用情况。如 Hwang 等人的研究显示减重人士能够通过在线减重社区获得鼓励、动机、信息和共同经验方面的支持[16]。其随后的研究发现减重网站的使用方式将影响减重效果[46]。而不同个体所选择的不同参与和交流方式将影响其从在线减重社区获得支持的多少。如一项基于在线减重社区的研究显示,相比偶尔浏览者,交流活跃的用户更容易获得大量的信息支持和情感支持[39]。Krukowski 检验了不同在线减重社区模块对减重和体重维持的影响,发现"反馈"因子是减重阶段预测体重减少的最好指标,而"社会支持"因子是在体重维持阶段的最好预测指标[47]。

1.3.2 以患者为中心的电子健康相关研究

现有的医疗系统存在的一个严重问题是医疗诊断和治疗通常建立在群体层次,而忽视了个体间差异[1]。该问题导致的结果是一些患者没有得到应有的治疗,而另一些患者却无法从他们的治疗中获益。如在药品的使用上,服用者简单区分为大众用户、儿童、孕妇、敏感人群和组织功能不全者等。在服用药品时会按所属类别遵循相同剂量标准。而实际上由于个体在性别、年龄、身高、体重等方面的差异,即使在同一类别下的患者群体,同一剂量下的药物对个体的疗效往往存在较大差异。在药物副作用的检验上,同样存在类似的问题:尽管药物副作用的判断都要经过严格的临床实验,但许多药物的副作用往往在大规模使用后才能显现出来,在这种规则下,少数个体将承担致死的风险。而由于时间限制或认为没有必要,医生可能不会告诉患者很普通的治疗方案对患者带来的得失利弊[48],从而导致该问题加剧。同时,随着人类寿命的不断延长,慢性病管理逐渐成为人类健康生活中的重要组成部分。医疗保健越来越多地强调疾病预防、日常保健、改善慢性病、防止非健康状态和加强心理健康等更广阔的领域[5]。

在这种背景下,"以病患为中心的医疗保健(Patient-centered Medicine)"的概念产生。"以病患为中心"是指所提供的医疗保健应充分考虑病患的喜好、需要和价值并确保病患价值能够指导所有临床决策[9]。该概念是相对于传统的"以疾病为中心的医疗保健(Illness-centered Medicine)"提出的。前者是一种对以病患为中心的思维方式的理解,又称为"整体诊断",后者是一种对以疾病为中心的思维方式的解读,又称为"传统诊断"[3]。传统的以疾病为中心的医疗保健模型主要基于生理学视角关注病情的特征和发展。该模型中医生实际控制着治疗过程中的方方面面,进而导致家长式作风,往往忽略病患社会、行为、心理等因素对健康的影响[4]。而以病患为中心的医疗保健模型强调病患作为医疗保健过程中的重要角色,从病患的角度出发,主张充分考虑病患的完整性、生活环境以及病因,重视加强患者的自我预防和保健,积极推动病患进行自我健康管理,增强医患间的沟通。以病患为中心的医疗保健更好地满足了病患的期望:①该方式正是他们主动问诊、关注和需求信息的原因;②该方式寻求整体考虑病人世界,涵盖了他们身体的各部分、情感需求和社会问题;③该方式考虑问题产生的背景;④该方式重视疾病的防御和健康的促进;⑤该方式重视病患之间的持久关系[3]。

以病患为中心的医疗保健模型指出医疗保健过程中应该给予患者更大的权利,鼓励患者参与(Patient Engagement)[49]。患者参与理论认为患者具有参与自身疾病的健康管理和治疗过程的意愿和能力,医疗人员应该重视并支持医疗过程中的患者参与,由医患双方共同制订的治疗方案具有更好的治疗效果[50]。通过患者参与,患者可以寻找和浏览健康信息,与医生合作选择合适的治疗方案和自我健康管理措施,对治疗的过程和结果及时反馈。患者参与有助于提高医疗效率,降低不必要的医疗成本。同时,给予病患更多的主动权,可以增进病患对治疗方案的了解,使病患乐于配合医生的医疗手段,减少患者对治疗方案的排斥。研究发现让患者在治疗方案的制订过程中扮演更积极的角色,将有助于方案实现预期效果[51]。患者积极进行日常保健和并发症预防,也有力支持了慢性病管理。此外,充分发挥病患的力量,不仅仅可以丰富现有服务,改善原有的医疗系统,还可以围绕病患参与建立新的病患健康管理工具[5]。

"电子健康"的概念最早出现于 20 世纪末的工业界,以"电子"为开头,以期能够像电子商务领域一样,通过互联网技术开启医疗保健领域的新时代。最初的"电子健康"的定义比较宽泛,既涵盖了"互联网医疗",还包括了与计算机和医学相联系的所有事物。直到 2001 年,Eysenbach 给出了一个清晰的学术概念:"电子健康是一个融合了医疗信息学、公共健康和商业的新兴领域,是指通过互联网及相关技术实现或改进的健康服务和发布的健康信息[52]。从广义上讲,它不仅仅代表了信息技术的新发展,还是一种通过信息和交流技术实现医疗保健改善的思想状态、思维方式、态度和世界观。"

电子健康的出现进一步推动了以病患为中心的医疗保健。Wilson 以健康信息系统和以病患为中心的医疗保健相关研究为基础,提出了以病患为中心的电子健康,描述了由病患主导的在线健康服务[53]。该概念主要区别于传统的健康信息系统(Health Information Systems,Health IS)。传统的健康信息系统主要设计用于满足医疗保健提供者的需要,协助他们完成对病患的健康服务。而以病患为中心的电子健康则用于支持病患更好地管理自己的健康。表 1.1 列出了两者的关键差别。

表 1.1　传统的健康信息系统与以病患为中心的电子健康间的差异[9]

Table 1.1　The Differences between Health IS and PCEH

特征	传统的健康信息系统	以病患为中心的电子健康
重点	记录	获取健康信息
使用者	健康服务提供者	病患和健康服务提供者
互动	提供者→病患	提供者↔病患、病患↔病患
支持	提供者活动	病患健康管理
服务可用性	医院	随时、随地
系统可达性	局部地区	全球
病患获取性	病患只能间接获取病患信息	病患可以直接获取病患信息

以病患为中心的电子健康强调医疗保健提供者应该在电子健康设计时充分考虑患者的需求以确保患者的最终采纳和使用。该概念来源于两个相互独立的领域:健康信息系统和以病患为中心的医疗保健。以病患为中心的电子健康具有三个特征:病患聚焦、病患活动和病患赋权[9]。

病患聚焦

病患聚焦(Patient-focus)要求以病患为中心的电子健康的设计应从患者的角度出发,充分考虑病患的需求。这是"用户中心设计(User-centered Design)"的基本前提在医疗保健领域的扩展,要求所有的产品和服务的设计都应按目标用户的需求来完成[54]。在实际中,设计者往往倾向于聚焦组织的目标而不是病患用户的目标。这就容易导致在医患互动中,医生实际主导着医患交流[4]。由于除电子健康外,病患还有许多替代服务,如电话。因此,当病患认为电子健康无法满足实际需求时,将存在拒绝使用电子健康服务的风险。研究人员有必要深入理解并满足病患的需求、看法。

病患活动

病患活动(Patient-activity)要求病患在获取与自己切身利益密切相关的信息时,还应该进行有意义的、交流性的参与以分享关于自己的信息,表达自己的观点[54]。病患活动往往内化于某种电子健康服务,如在线预约挂号、在线医患交流以及病患间的交流。但实现更高水平的病患活动,如个人健康记录则需要重新构建医疗保健的过程和信息流动为病患增加信息提供机会[55]。这需要设计人员能够去除在线环境中信息交流的障碍并进行政策上的鼓励。

病患赋权

为实现以病患为中心,必须赋予病患更多权利。赋权(Empowerment)是指帮助个体获得对自己生活的控制能力的多维度社会过程[56]。通过赋权,个体进一步发挥自身在选择、实践目标方面的潜力。患者希望能够在医疗保健过程中赋予他们更多决策权。病患赋权(Patient-empowerment)是指加强病患用户主动理解并影响自己健康状态的能力[57]。病患赋权认为个人对健康和疾病具有和医疗保健组织、社区或更大范围的医疗保健系统一样的控制能力,因此重新分配病患和医疗人员之间的权利,使病患对健康的控制能力获得提高。病患赋权要求病患可以通过使用电子健康在更大范围管理他们的健康[55]。病患应该拥有自主权,并有权利和责任获取健康信息,做出影响健康的决策。病患赋权有助于病患管理自己的健康状态,促进病患自我指导行为的改变,与医疗人员更好合作以及获取更合适的、优质的医疗服务。此外,电子健康可以给用户提供有意愿的服务。现有研究发现,相比面对面的健康干预,基于网络的健康干预在提高病患赋权方面更有效[58]。

1.3.3　病患社会网络相关研究

社会网络通过结构化的方式描述个体所处的社会环境,主要关注经济社会系统中成员间的连接及连接所带来的影响。社会网络相关的理论与方法已广泛运用于解释流行病扩散、谣言传播等社会现象。社会网络与健康之间的关系是学术界长期关注的问题之一。现有文献显示健康与社会网络密切相关,社会网络能够影响个体的健康状况。首先,社会网络是社会支持的重要来源之一。社会网络关系的缺乏会导致患者缺乏足够的社会支持。研究发现对同一种疾病的患者而言,缺乏社会网络关系的患者的死亡率更高[59]。其次,一个人的健康和健康行为往往受到所接触的人的社会影响。这种影响随社会网络中两者之间的社会距离的远近而发生改变。如研究显示肥胖可以沿着社会网络进行蔓延[34]。随后的研究发现戒烟行为也受到社会关系的影响[60]。

健康与社会网络之间的关系不仅仅体现在社会网络对个体健康的影响,个体的健康状况也会反过来影响社会网络关系的形成。相似疾病、健康程度都将影响病患的信任程度和社会距离[36,61]。个体往往更喜欢与健康情况相近的人结为好友[36]。因此,研究具有健康需求的病患组成的社会网络对研究疾病的传播、健康行为的采纳、健康状况的改善具有十分重要的意义。

病患社会网络是指由具有健康需求的病患构建的社会网络。这种健康兴趣涉及健康问题相关的广泛领域,可能是某种疾病的治疗和预防,可能是某种健康行为的采纳,还可能是对家庭成员的护理等。在线病患网络是指虚拟空间中病患用户互动形成的病患社会网络。与现实世界中的病患网络不同,在线病患网络中成员往往不以现实世界中的真实的社会关系为基础,即表现出"弱关系社交"特征。与现实世界的病患网络类似,在线病患网络与个体的健康行为同样呈现出紧密联系。研究发现在线社会网络会影响个体健康行为采纳的可能性[62]。因此,对在线病患网络的深入研究,将有助于推动健康行为的推广和患者的健康改善。Chen 等指出对在线病患网络的研究是在线健康社区研究中最为重要的研究领域之一[63]。

在现有在线病患网络文献中,病患间的在线互动关系主要可以分为三种:交流关系、关注关系和朋友关系。大多数在线病患网络研究主要关注交流关系。病患交流关系指病患之间就共同感兴趣的话题所引发的信息传递关系[64]。病患关注关系主要来源于在线健康社区中的关注(又称订阅、跟随)功能[65]。病患用户可以单方面关注其他用户以跟踪目标用户的最新活动。与之相比,病患朋友关系的建立则要求经过双方同意。

当前在线病患网络研究主要关注三个领域:在线病患网络对个体健康行为的影响、在线病患网络的结构特征分析以及在线病患网络的网络关系形成。在线病患网络对个体健康行为的影响研究主要探讨在线病患网络如何影响健康行为的改变[62, 66]。在线病患网络的结构特征研究主要通过社会网络分析方法刻画在线病患网络的结构特征[60, 67]。在线病患网络中的连接关系形成研究主要探索病患间在虚拟空间中建立互动关系的影响因素。当前这一领域文献探索了在线病患网络中的单向关系-交流关系[68]和关注关系[65]的形成,而对双向的朋友关系的形成研究依然缺乏。已有研究发现了影响在线病患网络关系形成的一系列因素。这些因素主要可归为结构属性的影响和个体属性的影响。结构属性的影响是指由社会网络结构引起的新连接形成过程,如优先连接机制[69, 70]。而个体属性的影响是指独立于个体间的连接关系,由个体的属性所引起的关系形成,如同质性[71]。

目前对于在线病患社会网络,虽然也存在一些对健康及健康行为影响的探讨,但研究对象通常局限于把网络看作网站的一个组件,缺乏对患者自组织形成的在线病患社会网络本身对个体健康影响的深入、系统分析。尤其关于在线病患社会网络如何形成的问题还没有得到很好的回答。与由家人、朋友、同事等构成的真实社会网络不同,在线病患社会网络通常建立于没有实际交往的陌生病患之间,因此,个体不能够通过直接接触感受同伴的支持和影响。在在线病患网络的形成问题研究中,少数研究注意到健康同质性在在线病患社会网络形成过程中的作用。但除个体层次因素外,个体间二元关系以及网络结构等其他层次因素也可能对病患间社交关系的形成产生影响。

1.3.4　在线社区用户参与行为相关研究

学术界一般将在线社区用户的参与行为界定为用户在在线社区中出现并留下痕迹[72]。在线社区参与行为按行为目的可以分为:搜索信息、社交行为、寻求和提供信息支持、寻求和获取情感支持等。目前,国内外学者已就在线社区的用户参与行为做了大量研究。

针对参与行为的不同维度,可以将在线社区中的用户进行细分。用户在同一在线社区的参与时间上的差异(一般将注册时间或第一次贡献的时间作为参与时间的起始时间)往往会对用户的参与兴趣和参与行为构成影响[73]。根据参与时间,可以将用户分为新用户和经验用户。同时,用户在在线健康社区中参与的积极程度往往存在较大差异[74]。根据活跃性,可以将用户分为活跃用户和非活跃用户。只浏览不贡献的用户被称为潜水者(Lurker)。基于用户在社会网络中的位置,一些用户居于在线社区中社会网络的中心,并引领创新,对其他用户产生影响。区别于其他用户,这些用户被称为观点领袖[75]。除此之外,一些企业建立的品牌社区允许自己的员工参与社区与客户互动,因此,可以分为客户用户和企业用户[76]。

表 1.2 中列出了在线社区参与行为近年主要研究。大多数在线社区参与行为研究主要关注在线社区中知识共享的参与动机和影响因素。在线社区中的知识共享是指社区中用户通过各种形式的交流途径进行知识的交换以扩大知识的受益者或产生新的知识[77]。知识共享是在线社区的核心功能,为共同兴趣的人聚集在一起建立了基础。Wasko 等人检验了社会资本与社会贡献的关系后,发现人们贡献知识主要为了加强自己的声誉,而与互惠性和更高水平的责任无关[78]。Zhang 等人研究维基社区中社区贡献和群体规模间的关系,发现用户对知识社区贡献的动机受到群体规模的影响,用户规模的缩小将降低社会效益并导致贡献水平的减少[73]。Bock 等分别从内部和外部研究个人知识共享意向的影响,结果显示互惠关系和奖励影响知识贡献的态度,而自我价值感和组织氛围影响主体规范[79]。Chiu 等人整合了社会资本和社会认知理论,构建了一个研究在线社区中知识共享动机的模型,发现社会资本的社会交流关系、信任、互惠性、认同、共同观点和语言方面影响个人的知识共享,同时,结果的期望(包括社区相关结果期望和个人结果期望)也可以促进知识的共享[80]。其他影响在线社区中的知识共享的因素还有用户角色[81]、文化[82]及用户间的相互信任[83]等。

用户的长期使用是在线社区取得长期成功的关键。因此,研究在线社区用户的持续参与行为的影响因素至关重要。区别于初次使用的影响因素,用户后续行为的影响因素只有在初次行为完成之后才会浮现出来[84]。这一领域的研究通常认为研究用户持续参与在线社区主要由于社区交流及交流中的获益[85, 86]。用户为他人提供帮助或得到其他用户的回应,使用户对社区体验感到满意。进一步,Arguello 等人的研究发现信息背景、发帖内容等因素也是影响在线社区用户持续参与行为的重要因素[87]。

除知识共享行为和持续参与行为研究外,现有研究还关注了在线社区中的用户间关系问题,主要涉及信任问题和社会影响问题。Lu 等的研究发现熟悉程度、感知相似性、信任倾向性等因素将影响在线社区中用户间的信任[88]。Wu 等的研究发现共同价值和上一次交流的满意度将影响用户间信任[89]。在线社区中用户间是否存在社会影响及社会影响的大小对网络营销具有重要意义。Huffaker 和 Harper 等分别研究了社会影响的影响因素和产生结果[90, 91]。

近几年,在线社区在交流的基础上还增加了许多新的功能,如社交功能、购物功能、游戏功能等,引发用户新的行为。如 Ma 等人用社会网络分析方法研究了在线健康社区中的交友行为[67]。进一步,研究人员发现在线社区中的知识共享影响消费者的购买行为。如研究发现信息发送者和接受者的专业能力及信息接受者搜寻信息的主动性通过信任影响购买意向,而关系强度和社区活跃度对购买意向没有显著影响[92]。由购物功能引发了人们对经济利益的关注,并产生了在线社区成员间的信任问题。研究者基于 Nicholas 理论和兴趣图(Interesting Graph)模型研究网络游戏的虚拟社区发现领导、沉溺亲和等因素是驱动用户参与的主要动机,而成就动机与领导动机间存在联系[93]。

除网站使用情况和社交行为外(这两个研究领域在 1.3.1 小节和 1.3.3 小节已有介绍),在线健康社区的参与行为研究主要集中在对社会支持的探讨。研究显示搜寻和获取社会支持是患者在在线健康社区中最主要的参与行为之一[94]。在线健康社区可以为用户提供方便、匿名和非主观的社会支持[16]。在线健康社区中主要存在三种类型的社会支持:信息支持、情感支持和伴随支持[95]。不同的支持通过不同方式影响患者用户的健康。个体的参与程度可以影响病患用户从在线健康社区获得支持的多少[39]。基于在线健康社区的持续参与研究发现情感支持比信息支持更能够增加患者对在线健康社区的持续参与行为[96]。进一步的研究发现寻求型情感支持和伴随支持可以使用户在在线健康社区的停留时间更长[97]。

表1.2 近年在线社区的用户参与行为主要研究

Table1.2 Recent Selected Studies on User Participation in Online Communities

文献	研究方向	主要发现
Wasko 等(2005)[78]	知识共享的影响因素	用户贡献知识主要为了加强自己的声誉,而与互惠性和更高水平的责任无关
Zhang 等(2011)[73]	知识共享的影响因素	用户规模的缩小将降低社会效益并导致知识贡献水平的降低
Bock 等(2005)[79]	知识共享的影响因素	互惠关系和奖励影响知识贡献的态度,而自我价值感和组织氛围影响主体规范
Chiu 等(2006)[80]	知识共享的影响因素	社会资本和结果的期望影响个人的知识共享行为
Butler 等(2002)[81]	知识共享的影响因素	领导层相比普通员工付出更多的努力
Yang 等(2011)[82]	知识共享的影响因素	知识共享意愿存在种族差异
Chen 等(2010)[83]	知识共享的影响因素	互惠性、个人间信任、自我效能、感知相对优势显著影响知识共享行为
Fang 等(2009)[85]	持续参与行为	初始状态不影响长期参与,但情境学习和身份构建行为将积极影响持续参与
Zhang 等(2013)[86]	持续参与行为	社区回应是影响用户持续参与行为的重要因素

续表 1.2

文献	研究方向	主要发现
Wang 等(2012)[96]	持续参与行为	情感支持比信息支持更能够促进患者对在线社区的持续参与
Wang 等(2014)[97]	持续参与行为	寻求型情感支持和伴随支持可以使用户在健康社区的停留时间更长
Arguello 等(2006)[87]	持续参与行为	信息背景、之前参与、发帖内容将会增加用户持续参与的意愿
Lu 等(2010)[88]	用户间关系	熟悉程度、感知相似性、信任倾向性等因素将影响用户间信任
Wu 等(2010)[89]	用户间关系	共同价值和上一次交流的满意度将影响用户间信任
Huffaker(2010)[90]	用户间关系	在线领袖通过高频率的交流活动、信任、网络中心性等方式影响其他用户
Harper 等(2010)[91]	用户间关系	有效的个性化社会信息可以增加公共产品的供给水平

1.3.5 研究评述

现有在线健康社区病患用户参与行为的实证研究主要由医疗保健相关学科研究人员完成,主要集中于从"服务"端视角,对患者用户对在线健康社区或功能的使用情况进行简单的统计分析[17],而很少研究病患用户在在线健康社区中的参与行为模式与病患用户的参与需求以及他们的个体特征之间的关系。而在线健康社区的参与行为的研究实际上涉及患者使用动机、患者间交流、患者的使用体验等多个方面,需要用社会心理学、应用健康学、信息系统等多个学科的理论和方法进行解释,以使在线健康社区的设计最终满足病患的需要。因此,更多的研究需要关注在线健康社区使用的"需求"端[17]。

近年来,越来越多的信息系统学科学工作者加入到健康信息技术的研究之中。如 Gao 等人研究了影响病患对医生在线评价的医生特征[98]。Leimeister 等人研究了在线病患社区中信任支持组件的设计、实现和评估问题[99]。Eivor 等人研究了电子病患病历(Electronic Patient Records,EPR)在多学科诊断和护理过程中的使用问题[100]。一些学者还关注了互联网对用户健康带来的负面影响。如 Chan 等人研究了分类广告网站 Craglist 对艾滋病迅速蔓延的积极作用[101]。总体来讲,信息系统学科研究更关注健康信息技术的社会价值。Fichman 等人指出了信息系统在医疗保健领域中的重要作用,并指出了信息系统学科科学工作者在未来该领域的潜在研究方向[12]。其中，Fichman 等人强调了在线健康社区带来的重要研究机会，指出研究者应积极探索在线健康社区的形成条件，以及如何优化在线健康平台设计以使其更好地支持病患[12]。

在众多研究机会中，病患网络分析被认为是在线健康社区研究中极具前景的领域[63]。当前研究探索了在线病患网络中交流关系和关注关系的形成，而双向的朋友关系的研究依然缺乏。相比关注关系和交流关系，朋友关系更有利于互惠性和情感支持。同时，对于新形式的交流关系，如点赞关系的形成过程也需要进一步挖掘。此外，对病患关系形成问题的研究需要引入一种新的网络建模方法，既能够同时考虑多种网络关系形成过程，又能够解决网络数据中的相互依赖性。

在线健康社区的医疗保健属性，使其在用户参与行为模式上明显区别于传统的在线社区。这种在线社区的形式和医疗保健目标的结合，产生了许多急需解决的研究问题，如如何激励在线健康社区用户增加线下实践健康行为的努力。同时，在线健康社区除提供交流场所外，还提供多种服务，如社交服务和竞争服务。这些服务以不同方式支持患者用户进行健康管理。理解这些服务所产生的患者的参与行为，需要同时结合在线社区和医疗保健两个领域的理论和方法。

1.4 研究方法与技术路线

1.4.1 研究方法

本书主要探讨在线健康社区病患用户的社交和竞争行为，涉及健康学、社会学、管理学、心理学、计算机科学等相关学科的理论，综合运用多种统计分析方法深入展开。研究具体将采用以下方法进行：

1.4.1.1 理论分析

本书收集、整理现有国内外相关文献并进行理论分析。收集范围以国内外在线健康社区相关研究为核心，并扩展到在线社区、电子健康、医疗保健、健康信息学等相关领域的文献。通过理论分析、定性讨论的方式对所收集的文献进行梳理、分类和归纳。对社会认知、社会支持、社会网络等研究所需理论的经典文献进行研读，奠定实证研究的理论基础。同时，结合本书研究背景和问题，寻找现有文献的研究突破口，为提出更为具体的研究问题和研究假设提供理论支持。

1.4.1.2 实证研究

本书将在理论的驱动下,对在线健康社区中的病患用户社交关系和竞争行为进行实证研究。首先,根据研究问题,选定适合研究要求的网站,通过 Java、R 编写计算机程序的方式从目标网站收集并解析实证分析所需的数据。然后,基于所收集的数据,通过定量方法并结合一定的理论分析对所提假设进行验证。具体包括:

第 3 章和第 4 章,首先分别构建病患朋友关系网络和认同情感支持关系网络,提取出不同维度的病患个体特征,然后使用一种基于理论的网络统计方法——指数随机图模型方法分别考察在线健康社区中病患朋友网络和认同型情感支持关系网络形成的影响因素,该方法的使用一方面能够同时考察多因素的影响,另一方面能很好处理网络数据,最后使用拟合优度检验验证模型有效性。

第 5 章建立准实验设计模拟随机试验提取竞争行为对健康改善的净影响。首先,通过倾向得分匹配技术构建一个与处理组(竞争组)相似的控制组。然后使用倍差分法,估计处理组和控制组的健康状态改变差异。

第 6 章通过一种生存分析方法——Cox 比例风险模型分析用户对在线健康社区持续竞争行为的影响因素进行分析,该方法对基准风险函数没有任何假定,并能够很好解决数据中存在的右删失问题,是检验事件发生时间的有效方法。生存分析过程中还通过文本分析技术将用户生成内容。

1.4.2 技术路线

本书的研究工作按照图 1.3 所示的技术路线展开。首先,根据研究问题,收集并整理在线健康社区、在线社区、电子健康等领域的文献,同时,准备社会认知等相关理论。然后,选定目标网站,基于 Java、R 开发网页信息抓取工具并解析所需数据。接下来,通过一系列统计方法进行验证。其中,社会网络分析的可视化采用 Gephi(http://gephi.github.io/)完成,数据处理和计算经济分析均使用 R 语言结合特定功能的 R 包(包括 Matrix、data.table、plm、MatchIt、survival 等)编程完成。

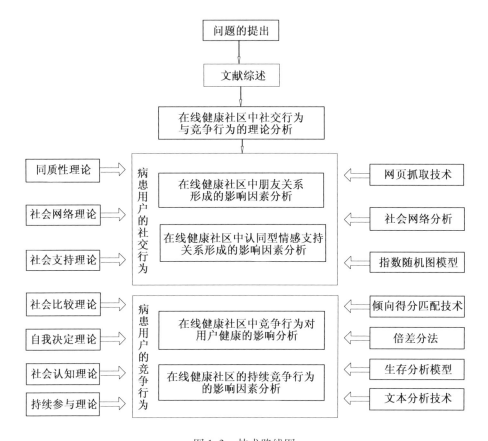

图 1.3　技术路线图

Fig. 1.3　Technical Route of this Book

1.5　研究内容与本书框架

1.5.1　研究内容

　　本书研究内容主要针对所提出的研究问题,在对现有相关文献回顾的基础上,以在线慢性病患者社区为研究背景,研究主要从社交及竞争行为两个角度出发,研究病患用户如何在在线健康社区建立好友及认同型情感支持关系,病患用户之间竞争行为对健康的影响及如何推动病患用户持续参与竞争。研究结果将帮助深入了解病患用户如何参与在线健康社区,以及在线健康社区能够给患者用户带来什么样的价值,最终为在线健康社区更好地支持病患提供理论支持。

研究内容具体包括以下几个方面：

（1）研究病患用户如何在在线健康社区中建立朋友关系。在线健康社区的朋友关系是一种"弱关系"社交，即朋友关系因改善自身的健康状况的需要而建立。根据同质性理论，在线健康社区中的用户通常有着各种相似的个人特征和共同的医疗保健兴趣，这些共同点将影响个体间发展更紧密关系的可能。利用一种基于理论的网络统计建模方法——指数随机图模型研究何种相似性在多大程度影响朋友关系的建立。本书将为改进在线健康网站社交功能，帮助用户建立紧密联系提供新的视角。

（2）基于社会网络角度研究在线健康社区中病患用户间的点赞行为引起的认同型情感支持关系如何形成。区分支持者和被支持者的作用，并同时考虑网络结构和个体属性对认同型情感支持关系形成的影响。将任意两个用户间是否存在认同型情感支持关系当作二元变量，通过指数随机图模型估计其存在的可能性，并使用拟合优度检验验证模型有效性。研究将帮助认识认同型情感支持在在线健康社区中的分布情况。

（3）研究病患用户参加在线健康社区中的竞争活动是否能有效改善健康。以在线减重社区为背景，主要研究在线减重论坛中竞争行为对减重效果的影响。借助竞争模块的引入，采用准实验的方法，通过倾向得分匹配技术和倍差分法的结合使用，比较竞争影响前后参加竞争的用户与没有参加竞争的用户的体重改变差异，将竞争行为对减重效果的净影响估计出来。研究将为激励用户如何更积极地参与以及提高线上-线下行为的转化率提供参考。

（4）对在线健康社区中持续竞争行为的影响因素进行分析。从一个大型减重社区中收集纵向数据，同时考虑了内部交流和外部交流等多种潜在的因素的影响，并控制竞争的特征等因素的作用，通过使用生存分析方法，考察用户在何种条件下以及何时终止竞争行为。研究结果对充分发挥在线竞争的作用，帮助用户最终成功减重具有重要价值。

1.5.2 本书框架

基于以上内容，本书将分为以下章节进行阐述：

第1章，绪论。首先，简要阐述本书的选题背景、研究问题、研究目的和研究意义。介绍当前医疗保健系统面临的挑战，强调以病患为中心的医疗保健模型和在线健康社区的重要性，并提出有待解决的科学问题。通过梳理和综述相关研究文献，认识当前研究现状并指出已有研究的不足之处，为本书研究奠定基础。基于所提问题和已有文献，确定本书研究方法并构建技术路线。最后，阐述本书研究内容和全书框架。

第 2 章,在线健康社区社交及竞争行为研究的理论基础。首先,阐述在线健康社区的基本概念和基础理论——社会支持理论和社会认知理论,为在线健康社区社交及竞争行为研究确立核心理论。然后,分别介绍社会网络理论、同质性理论、社会比较理论等理论,为接下来实证研究的研究问题和假设的提出提供理论支持。

第 3 章,在线健康社区中朋友关系形成的影响因素研究。根据同质性理论,在已有相关研究的基础上,分别从性别、治疗方式、健康状况等角度,构建该章节的 5 个假设。提出病患朋友关系形成的研究框架,并获取一个糖尿病主题的在线社区的数据。介绍指数随机图模型,并阐述该模型对该章研究的必要性和适用性。给出指数随机图模型的分析结果,并进行拟合优度检验以验证所构建的模型是否能够很好地表示所研究的网络。

第 4 章,在线健康社区中认同型情感支持关系形成的影响因素研究。从社会网络角度,综合考虑优先连接、认同型情感支持经历以及活跃性等网络微观形成过程,并提出假设。将任意两个用户间是否存在认同型情感支持关系当作二元变量,通过指数随机图模型对在线医疗保健社区中的认同型情感支持关系网络进行分析。最后,通过拟合优度检验验证网络模型是否能够很好地刻画所研究的网络。

第 5 章,在线健康社区中竞争行为对用户健康的影响研究。借助竞争模块的引入,通过准实验的方法,比较竞争影响前后参加竞争的用户与没有参加竞争的用户的健康改变差异。为避免因用户对竞争参与自选择引发的内生性问题,使用倾向得分匹配技术建立特征分布相似的处理组和控制组,然后使用倍差分法将竞争对减重效果的净影响估计出来。

第 6 章,在线健康社区中持续竞争行为的影响因素研究。在现有在线健康社区和医疗保健领域持续参与研究的基础上,考虑了不同来源、不同种类的社区交流,并提出假设。介绍 Cox 比例风险模型,并阐述该模型对该章研究的必要性和适用性。加入不同种类社区交流相关变量及竞争的特征等因素的影响,通过生存分析确定影响病患用户持续竞争行为的关键因素。

结论,总结研究结论和主要创新点,指出本书目前研究的局限性和未来工作方向。各章内容的逻辑关系如图 1.4 所示。

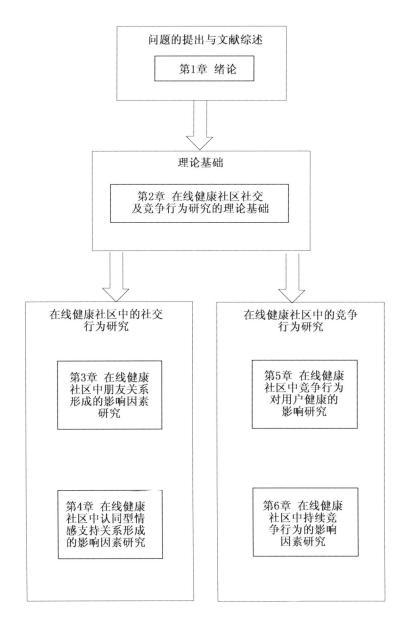

图 1.4　本书各章研究内容的逻辑关系

Fig. 1.4　Logical Relationships among the Chapters of this Book

第2章 在线健康社区社交及竞争行为研究的理论基础

2.1 在线健康社区的基础理论

2.1.1 在线健康社区的基本概念

在线社区又称虚拟社区(Online Community 或 Virtual Community)是指基于电子媒介形成的社交网络[102]。在线社区由一组用户成员构成。社区成员通常基于某种兴趣,通过社交技术平台聚集在一起。成员间可以建立某种社交关系,相互交流,并对所属小组具有归属感。在线社区的价值建立有三个目标:为用户不断产生收益,成员的不断增加,将来访用户转为注册用户[103]。

网络2.0(Web 2.0)技术是指促进社区和信息共享的网络应用[104]。这些技术可以使在线社区具有新的可能,改变了人们发现信息、资源、联系人的方式。在网络2.0技术支撑下的在线社区中,用户可以自主建立在线内容,用户间有了更多种社交方式。这种用户生成内容(User Generated Content, UGC)可以是图片、视频、音乐等,还可以是个人博客、社交活动等[105]。

在线健康社区是指虚拟世界中由有共同健康兴趣的人组成的集合,集合中人们从事分享经验、提出问题、提供情感支持以及自我帮助等各种与健康相关的活动[11]。在线健康社区按用户构成和交流模式的不同可以分为在线医生社区、在线医患社区以及在线病患社区。其中,在线医生社区主要面向医疗工作者或生命科学研究人员,提供医学、护理、健康、生命科学相关领域的交流网络。这类社区的典型代表是丁香园。在线医患交流社区主要为医生和患者之间实现沟通提供互动平台。这类社区的典型代表是好大夫在线。第三种为相同疾病的患者和患者之间提供经验交流渠道。这类社区的典型代表是 Patientslikeme。本书主要关注最后一类社区,即本书所指在线健康社区主要为由相似经历患者组成的在线病患社区。在线病患社区有可分为全面覆盖各类疾病的在线病患社区(如Patientslikeme)和专门针对某种疾病的特定疾病患者社区(如甜蜜家园)。目前,在线病患社区已经覆盖了大量以慢性病为代表的疾病(如糖尿病、乳腺癌、心脏病、肥胖、精神疾病、稀有疾病等），为病患进行自我健康管理提供服务。

　　健康 2.0(Health 2.0)技术是指应用于健康领域的网络 2.0 技术[10]。健康 2.0 技术的引入，进一步丰富了在线健康社区的交流渠道，增强了在线健康社区用户间的相互联系。首先，在线健康社区通常允许病患用户拥有自己的个人资料主页。图 2.1 给出了一个典型的在线糖尿病社区个人资料主页。个人资料主页中一般有成员的自我介绍、基本的个人资料（通常包括人口统计学信息和健康信息）等以方便成员间相互了解。为保护用户隐私，页面去除了用户姓名，研究过程中也对用户身份进行了编码处理。

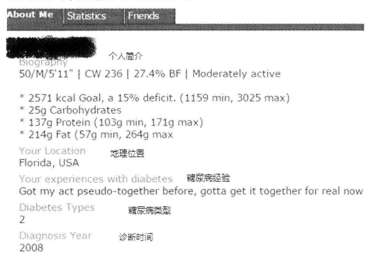

图 2.1　在线健康社区个人资料主页

Fig. 2.1　Personal Profile Home Page in an Online Health Communities

　　以个人主页为基础，在线健康社区还发展出了社会化媒体应用和自我健康管理工具。表 2.1 列出了在线健康社区中常见的社交和健康管理功能。其中，博客（日志）通常被患者用于记录自己应对疾病的经验和感受。即时通信一般为一对一对话，类似 QQ、Skype 的同步对话系统，通常存在于好友关系之间。在一些健康社区中，用户还可以借助社区的内部邮件系统进行交流。论坛主要用于患者成员之间的多对多对话，方便患者对共同关心的健康话题进行讨论。

　　除社交功能外，在线健康社区还提供自我健康管理工具。在线健康社区常设有库（Library）模块方便用户系统地阅读健康类专业文档。基于个人健康记录模块，病患用户可以通过手机、平板电脑等智能设备方便地记录自己的健康状态，跟踪自己的健康变化，实现自我反馈。一些在线健康社区还允许用户之间建立更紧密的社交关系,类似 Facebook 中的交友功能或是 Twitter 中的关注功能。随着健康信息技术的发展,在线健康社区不断建立新的功能模块。

表 2.1 在线健康社区中的常见功能

Table 2.1 Common Features of an Online Health Community

名称	描述	用途
日志	一种允许成员在自己空间撰写文章的应用	病患可以记录自己的病情进展或心得
论坛	一种由话题展开的成员间不同步交流方式	病患可以向医生或其他病患提问题
即时通信	一种成员间实时交谈的聊天方式	病患可以与其他在线病患实时交流
站内信	一种以邮件形式存在的成员间交谈方式	病患可以针对具体用户开展邮件通信
库	一种向所有成员分享健康主题资料的模块	病患可以阅读健康新闻、科学文章、权威指南
社交网络	一种支持成员间建立在线社会网络的应用	病患可以与其他用户建立亲密关系
个人健康记录	一种支持成员记录自己的健康指标的应用	病患可以记录和浏览自己的健康信息,实现自我反馈
个人资料主页	一个成员可以发布个人信息的专有网页	病患可以展示自我介绍、病情等基础信息

在线社区中,知识的产生通常是由社区用户自发协作完成的。这种基于社区的知识生成方式本质上是一种大众生产方式。大众生产方式是指一种由大规模个体(通常无偿)在既没有层级控制,也没有市场交换(价格、合同)的条件下合作生产产品[106]。大众生成方式,尤其适合医疗保健领域[12]。当前的医疗系统缺乏一种方便的、灵活的医患沟通方式[13]。而在线健康社区为病患提供了一条随时、随地获取健康知识的新渠道。在线健康社区的价值实现以大量的参与者为基础,参加的人越多,产生的价值就越大[10]。在集体智慧的作用下,病患群体将显现出比单个病患,甚至可能比医疗工作者更大的智慧,满足病患对健康知识的需求[14]。病患群体在在线健康社区中生成的内容具有重要价值。借助文本挖掘技术,患者用户在在线健康社区中披露的健康信息可以帮助识别潜在的药物副作用[107]。此外,文献显示在线健康社区可以通过用户间交流、社会价值的创造减轻城乡间的健康鸿沟[108]。

虽然在线健康社区的功能不断扩展和延伸,其价值被不断认识,但用户能否从中受益还取决于用户自身的使用情况[109]。因此,在线健康社区研究的另一个主要方向是研究患者用户如何使用这些在线健康平台。某些因素会对用户的在线行为模式具有重要影响。如患者用户感知到的健康状态将会影响在线健康信息搜寻的多样性和频率[110]。信息质量、来源可信性和情感支持将会影响用户在在线健康社区中的信息采纳决策[111]。此外,社交和自我管理的动机也被发现与用户对在线健康社区的习惯性使用密切相关[112]。在线健康社区通常支持用户更好地进行日常的健康管理。因此,这些平台更适合糖尿病、肥胖等更需要自我照顾、依赖生活方式改变的慢性疾病[39]。

2.1.2　社会支持理论

在线健康社区本质上是一个基于相似病患的弱连接网络,其交流形式取决于平台所具有的功能,主要通过提供社会支持影响患者健康[61]。社会支持是指促使个体相信自己被关心、被爱护、被尊重,并被当成具有相互责任的共同体成员的信息[113]。简而言之,社会支持是指具有帮助意图的行为。社会支持可以来源于家庭、朋友、近邻、合作者和组织等。基于在线健康社区的社会支持研究是当前在线健康社区研究的热门领域。

社会支持在某种程度上具有对处于疾病引发的非常状态的人群的保护作用。大量实证证据显示社会支持对身体健康具有积极的影响。现有研究发现社会支持主要通过以下两种途径影响患者健康:第一种方式通过影响健康行为改变患者健康。社会支持能够促进患者建立符合自己疾病要求的、营养均衡的饮食习惯,制订科学的健身活动计划以及停止吸烟、酗酒等不良嗜好等,还能够改善患者对自己治疗方案的黏性,使其能够坚持治疗过程[114]。社会支持可以帮助病患了解更多疾病和治疗方案的相关细节,使病患积极配合治疗方案并建立相适应的健康管理。第二种方式主要通过影响患者的心理过程,从而间接影响健康。研究发现社会支持与感激、控制感、情绪等心理过程密切相关[115],能够为患者提供心理上的支持,增强患者的信心,加快患者的恢复进程。社会支持还可以增进患者对医生的信任,降低患者对医疗人员的过分要求从而积极配合医生的治疗方案。尽管社会支持对患者健康改善具有重要价值,但患者往往缺乏获得支持的机会[38]。

在线健康社区为病患寻找并获得需要的社会支持提供了一种简单、方便的新渠道。与面对面的社会支持(Face-to-face Support)相比,基于在线健康社区的社会支持具有许多优势:

(1)基于在线健康社区的社会支持不受空间和时间的限制[116]。只要连接互联网,在线健康社区 24 小时可用,且不受地理位置的约束。

（2）在线健康社区拥有来自全球的用户。其用户群体在数量和多样性上均远远超越现实支持小组。相比现实世界，病患更容易从在线健康社区中的海量健康信息内容中找到自己需要的问题解答[116]。

（3）患者在生活中时常遭遇疾病歧视或是产生给家人带来麻烦的焦虑，妨碍了他们向周围人获取社会支持的欲望。而由于互联网的匿名性，患者很容易在在线健康社区中获得安全感而公开自己的健康信息，提出社会支持的需求[117]。

（4）参与在线健康社区的用户大都为同一疾病的患者。患者在面对相似疾病的患者时会获得共同疾病经历和困难的认同感，从而更容易在在线健康社区中获得包括情感支持在内的不同种类的社会支持[16, 94]。

（5）在线健康社区中，用户将很容易找到相似疾病经历的患者，双方具有对方处境的真实体验，彼此可以提供更为准确的信息帮助，从而降低健康行为不当采纳的风险[61]。

社会支持一般可分为信息支持（Informational Support）、情感支持（Emotional Support）、伴随支持（Companionship Support）、有形支持（Instrumental Support）[118]（现有文献对社会支持的划分方式不一致，另一种划分方式是将社会支持分为信息支持、情感支持、有形支持、评估支持（Appraisal Support）和网络支持（Network Support））。因为有形支持主要指金钱援助等实质性帮助。因此，在线健康社区中主要存在三种类型的社会支持：信息支持、情感支持和伴随支持[95]。信息支持是指信息的传递，给其他病患用户提供参考性意见。信息的内容可能是个人经历、健康教育、医院或医师的推荐、某种健康行为的建议等。情感支持是指对感激、赞同、同情、鼓励、关心、关注等情感的表达。这些支持可以减少病患的焦虑和紧张情绪，增进病患应对病魔的信念和信心。研究发现在线健康社区中，相比情感支持，人们一般会得到更多的信息支持[95]。但情感支持比信息支持更能够增加患者对在线社区的依赖而减少社区的用户流失[96]。伴随支持由开玩笑、闲聊、讨论与健康无关的话题等组成。伴随支持可能是讲一则笑话，还可能是对某用户的生日祝愿。伴随支持主要加强成员间的社会关系，增加社区成员的社区感。病患得到社会支持，并不意味着他能够真正感知这些支持。一些研究者将社会支持进一步区分为得到的社会支持（Received Support）和感知的社会支持（Perceived Support）[119]。得到的社会支持是指个体接受的由支持提供者发出的支持行为（如健康食谱的建议）。感知的社会支持是指接受者主观认为提供者在需要的时候将会或已经提供有效的帮助。

2.1.3　社会认知理论

社会认知理论(Social Cognitive Theory, SCT)由 Albert Bandura 提出,认为学习是在社会环境中,在个体、环境、行为的交互作用中产生的[120]。该理论旨在解释人们在实现目标的过程中如何管理自己的行为。当人们观察到他人完成某种行为及行为产生的结果之后,将会记忆这一系列事件并指导自己未来的行为。理论考虑了个体过去的经历,认为这些经验对特定行为的发生具有重要影响。图 2.2 所示的社会认知理论的因果模型给出了社会认知理论的核心概念,可观察的行为的再现受到个人因素、行为因素、环境因素三者相互作用的影响[121]。个人因素是指个体是否有对行为的较高的自我效能。行为因素指个体在完成行为后所得到的结果。环境因素是指影响完成某种行为的能力的环境设定。

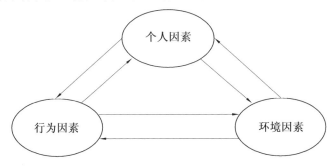

图 2.2　社会认知理论的因果模型中的三元互惠因果关系图[121]

Fig.2.2　Schematization of Triadic Reciprocal Causation in the Causal Model of Social Cognitive Theory

社会认知理论被认为对医疗保健,尤其是病患参与下的健康促进和疾病预防具有重要价值[122]。该理论可以解释用户赋权思想下如何进行自我健康管理,可以帮助理解个体如何认识自己在完成健康目标(如减重人士达到目标体重)上的能力。下面列出了社会认知理论中与在线健康社区中病患参与相关的5 个概念。

2.1.3.1　观察学习理论

观察学习(Observational Learning)认为学习可看作环境中观察行为的结果。这种观察学习主要取决于注意、记忆、生成和动机等因素[121]。观察学习中,个体通过观察各种被模仿者传达出的丰富信息扩展自己的知识储备和技能。个体观察他人的行为并进行复制,这种观察学习既可以是自然发生的也可以是人为设计的。个体首先观察某种行为及其结果以便学习,然后将观察到的信息转化为日后可以使用的某种形式,最后调用存储信息并展现出所学到的行为,整个过程受到动机的驱动。如果个体能够观察到他人的成功行为,将可以重复这种行为所带来的好处。观察学习表明病患个体不仅仅通过积累直接经验进行学习,还可以通过在在线健康社区的参与,获取他人分享的间接经验,并复制成功的健康行为。

2.1.3.2 自我效能理论

自我效能(Self-efficacy)是指用户相信自己具有能够实现特定目标的能力的信念[123]。该概念是社会认知理论中的核心概念,对调动人的各方面潜能具有重要作用。自我效能理论认为学习将会发生在模仿者和被模仿者高度相似并且模仿者具有强烈的自我效能的时候。现有研究发现自我效能对实现目标、完成任务、应对挑战等方面具有重要作用。自我效能是个体以往经验和当前心理状态的产物,受到特定领域能力和环境因素的影响。自我效能强调了患者的主观意愿对其健康行为实践的重要作用,除非患者自己认为他们有能力达到想要的结果,否则缺乏动机去付诸实践。自我效能还影响病患对未来努力程度的设定,自我加强还是自我怀疑,积极还是消极,设置什么样的目标,付出多少努力,期待什么样的结果等[121]。

自我效能可以通过掌握经验(Mastery Experience)、社会模型(Social Modeling,一些文献将社会模型称为同感因素(Vicarious Experience))、身体和情感状态的改善(Improving Physical and Emotional States)、口头劝说(Verbal Persuasion)四种方式进行提高,具体的措施见表2.2[124, 125]。自我效能理论对解释在线健康社区的运作方式有着非常重要的作用。如根据社会模型,如果一个肥胖用户发现在线减重社区中,一些用户采用某种饮食或健身计划后获得良好的减重效果,将会相信自己采用相同的方式一样可以获得相近的减重效果。

表2.2 提高自我效能的方法

Table 2.2 Methods of Increasing Self-efficacy

方法	具体措施
掌握经验	曾经在完成与新任务相似任务的实践上取得成功。该方法被认为是推动自我效能最有效的方式
社会模型	显示和他们一样的人能够实现目标。相反,当观察到与自己相似的人的失败时,将会削弱自我效能
身体和情感状态的改善	保证人们在完成新任务前得到很好的休息和放松。在建立积极情感的同时,减少压力和沮丧
口头劝说	告诉他可以实现。强烈的鼓励可以增加实现行为改变的信心

2.1.3.3　结果期望理论

在学习某种行为之前,个体首先需要知道当他们重复该行为之后会出现的潜在结果。结果期望(Outcome Expectation 或 Outcome Expectancy)主要关注特定行为所期望得到的结果[122]。结果期望和自我效能经常会被混淆。Landry 对两个概念加以区分[126]:结果期望是一种个人对某种行为可能产生的结果的估计,而自我效能强调个体对自身实现某种预期结果的能力的确信。前者是一种对行为结果的信念,而后者是对行为表现的信念。

个体在开展某项行为之前,会先建立一个对行为结果的期望。这种对结果的期望会进一步影响到努力的程度和结果。如果个体对某种行为的结果悲观,将不会继续从事该行为。结果期望对做出个人健康选择至关重要,可以帮助个体基于经验和对他人行为的观察确定哪些行为值得做,哪些行为应该受到限制。此外,期望的确认还关系到个体对某种行为的持续性[127]。通过结果期望可以确定某种行为的持续时间和发生频率。

2.1.3.4　目标设定理论

目标设定(Goal-setting)指用户在认知过程中,不仅仅学习,还会通过设定目标和计划指导未来的行为[128]。目标设定理论认为目标的设定对工作的表现具有重要的影响,首先,目标的设定能够促进工作的表现。只要目标是个体有能力达到的并且目标中不存在不合理的地方(如果目标难以实现,人们将可能在达到目标前放弃[129]),目标难度和工作表现将呈现正向的线性关系[128]。而相比简单的、普通的目标,具体的、挑战性的目标将产生更优异的工作表现。

目标设定理论还强调了反馈机制的重要性[129]。当目标是个体自己设定并能观察到实现进程时将格外有效[129]。反馈将使用户保持实现目标的动机和承诺。如果没有合适的反馈机制,用户很难对行为进行调整,从而达不到理想的行为,导致目标的设定失效。

患者在从事自我健康管理时往往会建立一个健康改善的目标来指导自己的行为。如减重人士通常会设定一个目标体重,在实施减重计划时以该目标体重为导向评估自己的减重表现并做进一步的自我调整。

2.1.3.5　自我调节理论

自我调节(Self-regulation)是指个体通过预期或计划等指导、调节和控制自己的行为。根据社会认知理论,个体有监控并跟踪自己行为和结果的能力[130]。根据自我调节,人们有能力减少自己的感知表现和采纳标准之间的差距[121]。人们通过设定挑战的目标和资源、行为的动员建立前瞻性控制并通过导向的改变调节自己的行为[121]。人们从重要目标的完成中获得自我满意并通过不满意于标准以下的表现加强自己的努力。当完成预期目标之后,效能意识将会促使他们建立更高的目标。自我调节是一个多方面现象,包含多个认知子过程:自我监控、标准设置、评估判断、自我评估和自我情感反应[130]。

自我调节理论表明患者个体在实现健康目标的过程中具有主观能动性,能够依靠自己内部的标准调节自己的行为。首先,患者自我反馈自己的行为并评估行为给健康带来的影响。当某种健康行为达到对健康改善的预期效果时,患者将会继续从事该行为;当行为没有达到预期的效果时,将会做出调整。

2.2　在线健康社区中社交行为研究的理论基础

2.2.1　社会网络理论

网络是一种事物之间相互联系的模式[131]。网络研究以图论为基础。图是指一组元素以及它们之间连接关系的集合。这些元素称节点,连接称为边[69]。直接相连的节点称为邻居。网络节点的度指节点的邻居数量。在社会网络中,节点通常为组织或个人,边是各种社会关系。根据网络关系是否对称又可将网络图分为无向图和有向图。在无向图中,节点之间的关系是对称的,即节点之间不考虑方向指向,典型的无向图有学术合作网络、朋友关系网络。在有向图中,节点之间为非对称关系,即节点之间允许单方向指向,典型的有向图有引文网络、传播网络。有向图中,网络度根据不同指向连接数量,又进一步分为入度和出度。一个网络节点的入度是指所有指向该节点的连接数量。一个节点的出度是指该节点所有指向其他节点的连接数量。社会网络中个体的度往往极不均匀[69]。少数个体拥有大量连接,处于网络的中心。大多数节点连接相对较少,处于网络的边缘。一个社会网络节点的度反映了其对社会关系的掌控能力,与节点在网络中的影响力通常密切相关[131]。

社会网络研究主要关注社会系统中成员间连接关系的特征以及这些特征如何影响个体的行为。社会网络理论通常探讨三个方面的问题:首先,对社会网络结构特征的研究,即谁和谁以何种方式连接的问题,常考察的问题有网络的连接强度、中心性、连通性等[69];其次,研究社会网络对个体行为及表现的影响,如有连接的个体之间是否存在改变对方行为和决策的社会影响,信息、传染病等在社会网络中的传播现象以及级联行为的发生[131];最后,对社会网络中连接关系的形成原因的研究,该问题通常涉及社会网络内部已有的社会结构的影响,个体所在的特定的社会环境的影响及个体自身属性的影响等。如优先连接(Preferential Attachment)理论认为网络中新增加的边会优先连向度值较大的节点,从而表现出"富者愈富"的现象[69, 70]。而同质性理论(Homophily Theory)认为社会关系更容易建立在具有相似或共同属性的个体之间[71]。如何区分不同网络形成机制是目前学术界社会网络研究中面临的挑战之一。

社会网络理论给出了一种从整体观察人类社会的思维方法,认为社会系统中个体的行为不是孤立的,而是受到其所在的社会网络环境的影响,同时,个体的行为反过来也将对社会网络其他节点构成影响。社会网络理论还强调连通性的重要性。社会网络中,个体的连通性将影响其社会地位、受欢迎程度以及影响力[131]。而在连通性的作用下,经过非常短的路径(一个可达节点序列的集合),个体就可以几乎联系到世界上任何人,整个世界变得很小,呈现出"小世界"现象[132]。

如本书在 1.3.3 小节中阐述的,健康与社会网络密切相关,作为社会支持的重要来源之一,社会网络决定了个体能够得到的社会支持的数量和质量。一个病患所拥有的社会网络将影响个体对社会支持的可得性。已有证据显示对同一种疾病的患者而言,缺乏社会网络关系的患者的死亡率更高[59]。

除了社会支持外,一个人的健康状况和健康行为还受到其所在的社会网络的影响。个体努力使自己的行为符合周围节点的行为模式。这种社会连接引发的双方趋同过程被称为社会传染(Social Contagion)。个体的健康和健康行为会受到所连接的同伴正面或负面的影响,并且这种影响会在社会网络中传播。如一个人的社会网络将影响其对健康行为采纳的可能性[133]。Christakis 等人的研究显示肥胖现象在社会网络中呈现聚集性,而其随后的研究发现戒烟行为也同样受到社会连接的影响,呈现扩散现象[34, 134]。Osgood 等人的研究也表明好友关系会促使饮酒量变得更为接近[135]。进一步的研究显示社会网络的结构特征、强度都将影响社会传染的效果。如研究发现异质性低、强关系多、紧密度高的社会网络对心理健康的影响更大,而松散的网络则对生理健康更有帮助[136]。社会网络对个人健康的影响还随两者之间的关系强弱所引起的信任程度的不同而发生改变。Wellman 等人的研究发现社会关系的强度能够影响社会支持的类别[137]。国内学者贺寨平的研究也发现社会网络成员的失去会降低个体获得社会支持的水平,对身心状况具有显著的负面影响[138]。

近年来,越来越多的患者用户通过在线健康社区聚集、连接成在线病患社会网络。与家人、朋友、同事等构成的熟人社会网络不同,在线病患社会网络往往建立于没有真实交往的陌生患者之间,个体之间通常不能够通过直接接触感受网络的支持和影响。因此,关于在线病患社会网络的形成,网络个体间的相互影响,以及网络对个体健康的影响尚缺乏深入、系统的研究。

2.2.2 同质性理论

同质性理论是社会网络研究中解释社会关系形成最基本的理论之一。根据该理论,社会关系往往更容易建立在具有相似或共同属性的个体之间[71]。简而言之,即"物以类聚,人以群分"。同质性理论是第一种考虑特定背景因素对网络连接形成的影响的理论。该理论反映出个体在与其他个体交往时有一种倾向,即个体更喜欢和与他们相似的人交流或建立联系。目前,学术界已在婚姻、交友、工作等多个领域发现同质化现象的证据。这些同质化现象所基于的背景属性包括种族、性别、职业、年龄、班级、组织类型等。

目前,学术界对同质性机制的解释主要分成三大类。首先,人们更容易受到与自己在感知上相似的人吸引而建立更紧密的关系[139]。人们在与自己相似的人相处时能够有一种归属感。相似程度越强,双方增加建立对彼此好感的概率就越大。如相比其他人,一名癌症患者更能理解其他癌症患者的处境和心理[140]。其次,相似属性的人之间能够彼此认同对方,加大了他们增进彼此了解的需求[141]。他们往往拥有共同的兴趣爱好或在生活上面临相同的难题,生活上的交集使他们有更多可以交流的话题,从而增加了彼此接触的机会。最后,根据社会比较理论,相似的人之间做比较通常有效性更高[142]。人们在与自己相似的人沟通时,更容易准确识别对方观点和行为,进而增强交流上的自信[143]。同质性对人类生活具有重要影响。人们的决策、观点、行为更容易受到与自己相似的个体的影响。同时,同质性可以增进相似属性个体间的社会联系。

研究发现网络环境中,同样存在同质性现象。Gu 等的研究发现在线投资社区中用户间交流存在投资经验同质性倾向[143]。一项基于 MySpace 的研究发现社区中成员之间的交友关系不存在现实世界中常见的性别同质性,而存在显著的伦理、地域、年龄、国家等同质性[144]。而另一项基于 Facebook 的研究则发现在线社会网络中存在着种族同质性[145]。同质性研究对研究在线健康社区成员间的相互联系与影响具有重要意义。同质性能够改善患者对健康信息的信任而增加采纳信息中的建议的可能[117]。具有相似经历的病患拥有更多共同健康关注,增加了他们交流的有效性,有助于提高问题解决的准确性和质量。

2.3　在线健康社区中竞争行为研究的理论基础

虽然研究表明减重结果和在线健康社区具有积极联系[146]。但因为人类健康行为的改变往往非常困难,这种基于互联网的体重控制干预的影响往往比较微妙并具有短期性[147]。因此,加强用户对在线健康平台的使用十分重要。以在线减重社区为例,在线减重社区用户减重效果很大程度上取决于他们日常如何使用这些平台[148]。体重控制任务通常非常艰难和乏味。一些竞赛等游戏元素的使用可以提高用户使用、参与的动机[149]。研究表明娱乐性可以提高在线社区用户对社区的满意度和使用黏性[150, 151]。研究显示社会比较比社会支持更能够推动人们增加运动量[152]。在线减重竞争活动可以提高用户赋权和减重量[153]。

竞争是人类社会活动中最普遍的形式之一。与合作相对,竞争是指一种至少两方参与的竞赛,竞赛中参与者努力争夺荣誉、资源、物品、认可等[154]。竞争与表现间的关系是竞争研究中的一个基本问题,但关于竞争究竟是有益于还是不利于表现在学术界长期争论不休。根据 Adam Smith 的《国富论》,竞争带来效率,能够为消费者提供更优质的产品和服务[155]。类似的结论还可见于体育、销售等领域。而持相反观点者则认为竞争会对人的动机产生不利影响,进而对表现产生负面效应。如当前研究发现学术在竞争环境下并没有表现得更好[156]。一项关于竞争-表现关系的元分析结果显示竞争与表现之间并没有显著联系[157]。

在社会心理学领域,各种理论对竞争-表现间的关系进行不同的解读(表2.3)。社会比较理论(Social Comparison Theory)认为人们经常通过与他人比较的方式来认识自己[142]。通过社会比较,人们会向比自己更强的人群学习并不断接近这些榜样的"正确行为",最终变得更为优秀[158]。如研究者发现社会比较将激励人们提高对公共物品的供给[91]。然而,其他理论工作者却强调竞争对表现的负面作用,指出做得好和击败别人本质上是完全不同的两件事。根据自我决定理论(Self-determination Theory)中的认知评估子理论(Cognitive Evaluation Theory),个体在竞争环境中往往将焦点放在如何打败别人上而不是实现目标本身上[156]。竞争活动使竞争者之间的关系陷入一场零和游戏。竞争中,参与者在各自目标的实现上形成互斥。在一次竞争中,一个人的成功是以他人的失败为代价的。此外,参与者对失败风险的担忧还会导致焦虑并进一步干扰参与者的表现[156]。对创新活动的研究发现竞争削弱人的内在动机,进而影响在创新活动中的表现[159]。即使是在服务的供给领域,竞争也不意味着更高的效率。Propper 等研究了市场化改革是否能够改善医疗保健提供者的服务表现,结果发现激烈的竞争往往伴随着糟糕的医疗保健服务质量,甚至导致更高的死亡率[160]。社会促进理论(Social Facilitation Theory)探讨了社会存在对表现的影响。早期的研究观察到当有其他人在的时候,人们完成某项任务的表现要更好[161]。而随后的研究发现这种社会存在和表现之间的关系要比之前的预计更为复杂。社会存在对表现的影响还受到社会存在类型和背景的影响[162]。社会独立性理论(Social Interdependence Theory)将竞争定义为负的独立性的存在。该理论认为竞争会削弱有效行为,增加竞争者间的负面情绪,进而损害表现[163]。但随后的研究发现,存在一些竞争反而会有益于表现。

表2.3　不同理论对竞争-表现关系的解释

Table 2.3　Explanations on the Relation between Competition and Performance of Different Theories

理论	关系	对竞争-表现关系的解释
社会比较理论	正向	人们会把比自己更强的人作为榜样并学习,从而变得越来越优秀
自我决定理论	负向	竞争对个人的自主性和能力有负面影响,因此竞争减少内动机水平,进而影响表现
社会促进理论	混合	社会存在对表现的作用受到社会存在类型和背景的影响
社会独立性理论	混合	竞争是负的独立性的存在,会削弱有效行为,损害表现,但某些竞争反而会促进表现

　　总之,竞争-表现关系尚无统一认识,而竞争与健康之间的关系,也需要更多实证研究进一步探索。下面将就两个解释竞争-表现关系的主要理论——社会比较理论和自我决定理论进行系统介绍。

2.3.1　社会比较理论

　　社会比较理论认为"人们通过与他人的比较评估自己的观点和需要"[142]。社会比较是一个构建外部理想形象,并与自己比较,然后建立自身认识的过程。这一过程对人的行为具有重要影响,主要包括三方面内容。首先,社会比较会让人变得更为优秀。社会比较可以分成向上比较和向下比较,这两种比较分别代表了人们对于比较的不同的需求[164]。向上比较是指通过与在特定领域比自己强的人比较,可以认识自己的不足,并把对方当作自己的榜样,增加动机和希望,努力提高自己的地位。向下比较是指通过与在特定领域不如自己的人比较,可以增强自己的自尊心,减小自己的压力。通过向上比较和向下比较,人们在认知上构建了什么是在领域内取得成绩的"正确行为",并调整自己的行为,不断接近"正确行为"。其次,如果社会比较发生在两个相似的人之间,则由比较产生的对对方观点和能力的评估将更为准确[142]。最后,社会比较之后的行为改变程度取决于相比较的两个人之间的差距,两者差距越大,改变的程度越小[142]。

社会比较理论目前已经得到了广泛的应用。根据社会比较理论,一项关于就业与压力之间关系的研究发现,失业者的压力主要来自于过去的自己;而对于就业者而言,压力主要来自于理想化的自己;就业者与失业者进行比较,将缓解就业者的压力感[165]。另一项关于补偿机制的研究显示航空公司在补偿机制中加入社会比较,可以减少服务失败后用户的负面情绪[166]。社会比较还可以激励个体表现得更好,一项实地试验的研究结果显示在线社区可以通过社会信息的使用建立社会比较机制以激励用户提供更多公共物品的供给[91]。

根据社会比较理论,患者间的竞争将会对患者的健康改善有潜在的积极作用。患者通过与其他想要改变健康的患者进行比较的方式来认识自己。通过比较,知道自己的健康表现以及需要进一步调整的地方。社会比较还会影响患者的社会网络关系。患者希望与自己健康接近的人建立长期的关系,以建立长期学习的榜样,获取更为准确的信息。如现有研究发现,体重正常的人往往不太愿意与过胖的人结为好友[36]。

2.3.2　自我决定理论

自我决定理论强调人的内在增长倾向和他们的内心需求。主要关注人们在不受外部影响和干扰下做出选择的背后动机,即研究一个人的行为受自我决定(Self-determined)和自我激励(Self-motivated)支配的程度[167]。内部动机是指由于感觉有趣和自我满足等自我原因而引发的活动,如为了满足个人的好奇心,为了取得个人成就。与之相对,外部动机是指从事某项活动以实现某个外部目标。外部动机不出于自身的兴趣,而是为了获得一种与自身相分离的结果,如获得高额奖金,考试得到高分。此外,无动机是指个体无法认识到其行为与结果之间的联系,既无内在需求,也无外部刺激。自我决定理论已经在就业、教育、体验等方面有了大量的应用。

认知评价理论是自我决定理论的子理论,主要从心理学角度解释外部事件(社会、环境因素)对内部动机的影响[167]。认知评价理论认为外部事件将会影响内部动机并影响行为表现。外部事件主要从信息方面(Informational Aspect)、控制方面(Controlling Aspect)、无动机方面(Amotiviting Aspect)三个潜在方面引发和管理行为[167]。信息方面促进内部的感知成功或失败的原因和感知竞争力,进而积极影响内部动机。控制方面促进外部的感知成败原因,因此会影响内部动机并增加对外部的服从或抗拒。无动机方面促进了个体感知自己不具备完成任务的能力,进而在对完成任务失去兴趣的同时削弱内部动机。

一些事件如更多选择、积极的反馈会促进个体感觉自己具备强大的能力并将感知焦点从外部转向内部,进而加强内部动机。而另一些事件如有形奖励、截止日期、竞争、监督、评估则会削弱个体对自身能力的感知,促使感知焦点从内部转向外部,从而削弱了内部动机。

2.4　在线健康社区中持续参与行为研究的理论基础

期望确认理论(Expectation-confirmation Theory, ECT)是营销领域持续购买行为研究经常使用的理论。该理论由 Richard L. Oliver 提出,主要关注认知信念如何影响个体对服务或商品的再购买意图[127, 168, 169]。图 2.3 为期望确认理论的关键构念和关系,其中 t_1 为消费前变量,t_2 为消费后变量。根据期望确认理论,用户首先会在购买前建立某种商品或服务的最初期望。然后,在购买之后,用户会建立对该商品的表现感知,并将表现感知与之前的期望进行比较以确定在多大程度上他们的期望能够得到确认。基于期望的确认程度,形成对此次商品购买的满意度或情感。最后,根据满意程度做出是否进行下一次购买的决策。购买前对商品的低期望或购买后商品的优异表现都将导致较高的期望确认,进而影响满意度和持续意图。在营销领域,期望确认理论已被多种商品的重新购买研究所验证,如汽车、耐用品和非耐用品、饭店服务。

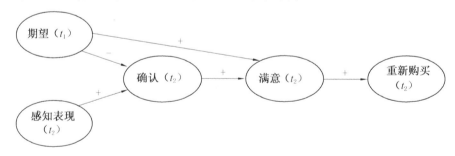

图 2.3　期望确认理论[170]

Fig. 2.3　Expectation-confirmation Theory

随后的研究发现期望确认理论还适用于信息系统服务的持续使用[171]。但由于期望确认理论主要面向消费者行为领域,在应用于信息系统研究中时,存在一定的局限性。如期望确认理论很难刻画信息系统商品或服务的质量因子(主要包括系统质量、信息质量和服务质量),从而很难完全解释信息系统终端用户的满意度概念[172]。因此,信息系统领域的研究人员构建了基于信息系统的期望确认模型(Expectation-confirmation Model)[170]。该模型对原有理论的一系列定义进行了修改以更适用于信息系统领域,如个体界定为用户(User),而不是顾客(Customer)。与期望确认理论类似,期望确认模型主要研究个人对某种信息技术服务的持续使用。期望确认模型中,用户的使用倾向是由他们对信息系统使用的满意程度和他们对继续使用的感知有用性决定的,而用户的满意度则受到他们对之前的信息系统使用和感知有用性的期望能否得到确认的影响[170]。为解决期望确认理论在应用于信息系统领域时的局限性问题,一些信息系统研究人员还加入了许多新的变量,如在网站的持续使用研究中加入趣味性、信任、感知易用性和感知行为控制等。近年来,越来越多的研究者将期望确认理论及模型应用于在线持续参与研究。该理论及扩展在博客、在线社区、在线购物、在线服务等领域的研究中得到验证。

表 2.4 为近年在线社区(服务)持续参与的主要研究(参考文献[171])。大多数在线社区研究将用户持续参与的满意度转化为社区交流及交流中的获益[85, 86]。用户在在线社区中为他人提供帮助或得到其他用户的回应,使用户对社区体验感到满意。社区交流是在线社区的核心服务,也是有共同兴趣的人聚集在一起的基础。通过交流,用户在在线社区中实现自身价值或取得信息支持和情感支持[11]。社区交流还可以建立用户对其他用户的依赖感和对社区的归属感[173]。Zhang 等在对开源项目社区的研究中,发现这种社区交流对持续参与的促进作用还受到成员所具有角色的影响[86]。而另一项来自 Fang 等的开源项目社区的研究则强调情境学习,认同构建对持续参与的影响[85]。

表 2.4 近年在线社区(服务)持续参与的主要研究

Table 2.4 Recent Selected Studies on Continued Participation in Online Communities (Services)

文献	领域	主要自变量	主要发现
Wang 等 (2014)[97]	在线健康社区	社会支持的类型(信息支持、情感支持和伴随支持,需求支持和提供支持)	寻求型情感支持和伴随支持可以使用户在健康社区的停留时间更长
Zhang 等 (2013)[86]	开源项目社区	社区回应、用户角色	社区回应促进了社区成员的持续参与行为,同时,相比修改者,这种促进作用对用户的影响更大
Wang 等 (2012)[96]	在线健康社区	社会支持的类型(信息支持、情感支持)	情感支持比信息支持更能够增加患者对在线社区的持续参与

续表2.4

文献	领域	主要自变量	主要发现
Hsieh 等 (2010)[174]	博客	期望、感知表现、确认	构建了测量博客质量的关键构念以测量博客用户满意度以使用期望确认范式
Kang 等 (2009)[175]	社会网络服务	确认、过去使用情况、感知有用性、满意度、自我形象、一致性、后悔	自我形象的一致性对再次使用信念(感知有用性和感知乐趣)起着关键的作用。后悔是持续性倾向的一个重要前情
Fang 等 (2009)[85]	开源项目社区	情境学习、认同构建	情境学习和认同构建均影响持续参与
Jin 等 (2008)[176]	在线社区	信息质量、不确认	在信息质量的四个属性中,感知信息相关性、信息精确性的不确认、广泛性的不确认、信息相关性的不确认对信息满意度具有显著影响
Chen 等 (2007)[177]	在线社区	背景因素、技术因素、满意度	用户态度和感知有用性随时间改变,并且两者在初级阶段更普遍
Arguello 等 (2006)[87]	在线社区	信息背景、之前参与、发帖内容	信息背景、之前参与、发帖内容将会增加用户持续参与的意愿
Hong 等 (2006)[178]	移动互联网	感知有用性、确认、感知易用性、满意度	技术采纳模型是解释初次和持续技术采纳最简化的通用模型;扩展的期望确认模型与技术采纳模型一样可以解释持续的信息技术使用行为
Wu 等 (2006)[179]	在线搜索	表现	开发了一个满意度的直接比较框架

在线健康社区领域的研究同样发现社区交流对用户的持续参与具有重要作用[96, 180]。Wang 等的研究通过文本挖掘技术将在线健康社区中病患用户间的交流的内容按社会支持类型进行细分并考察不同类型交流内容与用户在线健康社区持续参与间的关系,发现情感支持比信息支持更能够增加患者用户对在线健康社区的持续参与[96]。随后的研究进一步对文本内容区分了社会支持的指向,发现相比其他类型,寻求型情感支持和伴随支持可以使用户在在健康社区的

停留时间更长[97]。

由于用户的在线健康社区参与具有寻求医疗保健服务的目的。因此,在线健康社区的持续参与研究还应该考虑将在线健康社区作为医疗保健支持工具的持续使用问题。根据社会认知理论,个体自身的调节在个体持续从事某种行为中具有重要作用[120]。自我调节理论强调患者个体在实现健康目标的过程中具有主观能动性,个体有监控并跟踪自己行为和结果的能力[130]。人们有能力不断减少自己的感知表现和采纳标准之间的差距[121]。通过来自外部的或自我的反馈,人们对自己在目标实现过程中的表现进行评估,通过不满意于自我设定标准以下的表现进一步调整或加强自己的努力。

研究显示在线健康社区的患者用户流失往往是由于得不到来自其他用户足够的回应[181]。信息和情感交流都对留住用户十分重要[182]。研究人员通常认为患者用户在在线健康社区中交流主要为获得社会支持。所获的社会支持的类型和数量都影响用户参与在线健康社区的持续时间。Wang 等人的研究检验了不同类型社会支持对患者用户在在线健康社区参与的影响,发现相比信息支持,情感支持对持续参与行为的影响更大[96]。而另一项研究却表明过多的信息支持却可能导致患者离开在线健康社区[183]。现有研究还强调了游戏化活动中社交元素的重要性。社交因素在用户对锻炼类游戏化服务的使用意愿方面具有积极作用[184]。交流被认为对所从事活动的感知体验上有积极作用。如文献[185]的研究发现与他人愉快地交流有助于提高在线游戏的使用体验。具有社会支持功能的游戏化活动促使用户从事更多运动活动[153]。

2.5　本章小结

本章对本书研究涉及的主要理论进行了阐述。首先,介绍了本书的研究对象——在线健康社区的基本概念、特点以及社会认知理论和社会支持理论等在线健康社区参与行为研究的一般理论基础。然后,本章简要阐述了在线健康社区社交关系研究、在线健康社区中竞争活动研究、在线健康社区中持续参与研究的相关理论,为接下来各章节的研究问题以及实证研究假设的提出奠定理论基础。

第3章 在线健康社区中朋友关系
形成的影响因素研究

医疗保健正变得越来越社交化、个性化。正如 Eric Topol 在其全球畅销书 *The creative destruction of medicine：How the digital revolution will create better health care* 中指出，"在不远的将来，我们的健康和医疗信息来源将逐渐从我们的医生，转向通过众包、朋友包完成的信任社会网络"[1]。

健康 2.0(Health 2.0)技术是指应用于医疗保健领域的 Web 2.0 技术。近年来，健康 2.0 技术的快速发展为病患之间相互联系、相互影响提供了一个前所未有的机会。首先，健康 2.0 技术支持了在线健康社区病患用户的社交需求，帮助病患用户在在线健康社区中建立紧密的社会关系。紧密的社会关系为患者之间的长期合作提供可能。通过建立社会关系，共同兴趣的患者用户共享健康经验，建立稳定的社会支持关系，协作完善自我健康管理。其次，健康 2.0 技术满足了病患用户对高质量、与自己健康需要切实相关的健康信息的需求。病患用户往往很难从在线健康社区的海量的、冗余的、缺乏权威考证的信息中找到自己需要的健康信息。借助健康 2.0 技术，患者可以将自己的在线社会网络打造为个性化订制的健康知识库。

目前在健康 2.0 技术支持下的在线健康社区中，患者用户间主要存在三种社交关系，包括关注关系、交流关系和朋友关系。本章研究主要关注在线健康社区中的朋友关系。朋友关系在人的所有社会关系中被认为是最重要的关系之一，更容易建立起相互理解、信任、同情等情感[186]。朋友身份所代表的责任会驱使人们在面临朋友的求助信息时，自觉提供力所能及的帮助。与在线健康社区中的另两类社会关系相比，朋友关系是需要双方确认而建立的双向关系，表现出某些"强关系"特征，如互惠性、情感支持等[187]。本章主要研究病患用户在在线健康社区中为什么以及如何建立朋友关系。已有在线病患网络文献探索了在线健康社区中病患间交流关系和关注关系的形成问题[65, 68]，而双向的朋友关系的形成研究依然缺乏。

在现实世界和 Facebook 中，好友关系通常为"强社交关系"，我们的好友通常是那些我们在生活中认识的人。而在线健康社区中，病患用户之间所建立的朋友关系往往存在于陌生人之间。因此,应从病患用户参与在线健康社区的需求出发探索病患用户间建立好友关系的原因。在线健康社区主要为患者之间实现沟通互动提供媒介以帮助病患用户做出健康决策,病患参加在线健康社区能够获得包括信息支持和情感支持在内的社会支持[95]。试图交友的病患应该期望通过朋友关系的建立实现长期合作并能够从这种合作型朋友关系中获益以达到改善自身健康状况的目的。所以基于双向确认的朋友关系的建立需要双方都能够满足对方在社会支持上的长期需求。

根据同质性理论,病患用户倾向于和与自己病情经历相似、遭受共同健康问题的用户成为好友。但这种相似性可能来源于个人特征和健康兴趣的不同方面,如健康状况和治疗经历。为研究何种相似性在多大程度上影响合作型朋友关系的建立,本章构建在线健康社区的病患朋友关系网络,利用一种基于理论的网络统计建模方法——指数随机图模型(Exponential Random Graph Model,ERGM)研究个体间不同属性的二元关系如何影响在线健康社区中朋友关系网络的形成。研究将为理解患者社交需求,改进在线健康社区社交功能,促进用户间建立紧密联系,提供新的视角。

本章研究组织如下:首先,介绍在线病患网络的相关研究;然后,以同质性理论为基础,提出病患朋友关系建立的研究假设;接下来,给出本章研究的研究设计,构建研究框架,阐述本章研究背景和使用的数据,介绍指数随机图模型,进行指数随机图模型的分析并完成拟合优度检验;最终,给出研究结论、研究意义并探讨当前研究局限性以及进一步研究。

3.1　在线病患网络

在线病患网络是指虚拟空间中病患用户互动形成的病患社会网络。研究发现在线病患网络与健康行为改变呈现出紧密的关系。Centola 基于在线社会试验,发现在线社会网络能够影响健康行为的传播,聚集性较强的在线社会网络对个体健康行为的采纳有强化作用[62]。其进一步的研究发现个体的健康行为的传播更容易发生在具有相似属性的个体之间,即健康行为的传播呈现出同质性现象[66]。因此,对在线病患网络的深入研究,将有助于推动健康行为的推广以及患者健康的改善。研究人员相信在线病患网络的研究是在线健康社区研究中最有前景的领域之一[63]。

表 3.1 中用分类学方法从用户间的关系类型、关系对称性、研究方向、研究方法四个方面总结了近年来在线病患网络研究文献。现有的在线病患网络研究

主要关注三种病患间的在线互动关系:交流关系、关注关系和朋友关系。大多数已有在线病患网络研究主要围绕交流关系展开。病患交流关系指病患之间就健康话题所引发的信息传递关系。交流关系往往为单向的、临时的关系,如健康论坛中的回复关系。还有一些研究者认为同一话题下发表帖子的各用户都将相互影响而互为交流关系[64]。相比交流关系,关注关系和朋友关系相对稳定。其中,病患关注关系主要来源于在线健康社区中的关注功能。该功能允许用户不经对方同意,单方面关注其他用户以跟踪目标用户的最新活动。关注关系为单向并且缺乏互惠性。与之相比,病患朋友关系的建立则要求经过双方同意。在所有社会身份中,朋友被认为是最重要的身份之一[186]。朋友关系的双方往往都能够从两者所建立的关系中获益。病患朋友关系的建立可以增加病患之间相互提供帮助的概率。比如,如果用户在在线健康社区中看到朋友的求助信息,他将尽量在力所能及的范围内对朋友提供帮助。根据 Granovetter 的"弱关系"理论(1973),社会关系根据"时间、情感强度、亲密程度、互惠服务"等方面的强弱可以分成强关系和弱关系[187]。尽管在线社会网络中的关系往往被认为是弱关系。但相比关注关系和交流关系,病患朋友关系表现出许多"强关系"特征,如互惠性和情感支持。

表 3.1　在线病患网络的主要研究

Table 3.1　Summary of Selected Online Patient Networks Studies

文献	关系类型	关系对称性	研究方向	研究方法
Chang (2009)[133]	交流	单向	网络结构特征	网络结构分析
Ma 等 (2010)[67]	朋友	双向	网络结构特征	网络结构分析
Durant 等 (2010)[60]	交流	单向	网络结构特征	网络结构分析
Centola (2010)[62]	朋友	双向	网络影响	社会试验
Centola (2011)[66]	朋友	双向	网络影响	社会试验
Yan 等 (2011)[65]	关注	单向	关系形成	Logistic 回归
Stewart 等 (2012)[64]	交流	双向	网络结构特征	网络结构分析
Durant 等 (2012)[68]	交流	单向	关系形成	网络结构分析
Chomutare 等 (2013)[188]	交流	单向	网络结构特征	网络结构分析
Chuang 等 (2013)[189]	交流	单向	网络结构特征	Block 模型

如表 3.1 中的第四列所示,在线病患网络对个体健康行为的影响、在线病患网络的结构特征分析以及在线病患网络的网络关系形成是当前在线病患网络研究的三个主要研究领域。在线病患网络对个体健康行为影响的相关研究主要关注在线病患网络是如何影响健康行为的改变的[62,66]。表 3.1 中大多数研究都可以归为对在线病患网络的结构特征进行分析的研究。该领域研究通常通过社

会网络分析方法刻画在线病患网络的结构特征[60, 64, 133, 188, 189]。但在线病患网络作为患者用户健康和社交需求的结果,单从结构描述的角度很难建立起个体特征、网络、健康结果之间的关系。在线病患网络的形成研究主要通过统计模型描述网络中病患间如何形成连接的过程。该问题的回答,关系到网络对个体的作用方式和强度。

在线病患网络中的连接关系形成研究主要探讨在虚拟空间中病患用户间的互动关系形成的影响因素。当前这一领域文献探索了在线病患网络中的单向关系——交流关系[68]和关注关系[65]的形成,而对双向的朋友关系的形成研究依然缺乏。近年的研究将在线病患社会网络的形成归因于个体层次的健康同质性。由于在线社交平台提高了好友及好友社会网络的可见性,其他因素如网络层次的传递性是否也在在线病患社会网络的形成过程中起着重要作用有待进一步验证。

表 3.1 中第 5 列显示了在线病患网络研究中使用的研究方法。社会试验提供了一种有效的控制方法以检验是否特定因素能够影响行为的改变。Block 模型可以检验特定属性的节点集之间的关系,是节点位置分析的重要方法。但这两种方法在实现多因素分析时都存在局限性。结构分析是描述网络结构的主要途径,但这种方法很难以定量方式确定个体属性和关系形成之间的关系。Logistic 回归可以对关系二元变量进行预测,但这种方法不能直接解决网络数据中的相互依赖性。除上述方法之外,还有几种常见的网络统计方法可以支持社会网络研究。Newman 构建了相配系数(Assortativity Coefficients)[190]法,该方法常用于研究社会网络中常见的选择性匹配现象[191]。这种方法同样在分析多因素影响时存在困难。多元回归二次指派程序(Multiple Regression Quadratic Assignment Procedure,MRQAP)能够同时检验网络中的多重关系,但不能够很好地处理数据中的偏态分布问题[192]。因此,对病患关系形成问题的研究需要引入一种新的网络建模方法,既能够同时考虑多种网络关系形成过程,又能够解决网络数据中的相互依赖性。

3.2　在线健康社区中朋友关系形成影响因素的研究假设

前人研究往往采用同质性理论解释朋友关系的建立,该理论认为个体属性的相似性决定了他们建立更紧密关系的可能性[71, 193, 194],即"物以类聚,人以群分"。人们更容易受到与自己在感知上相似的人吸引而发展更紧密的关系[139]。现有同质性研究文献显示同质性现象往往随研究背景和关系类型的不同而发生改变。关于在线社区的研究发现虚拟好友关系的形成可能受到多种同质性的作用[144]。在线健康社区中是否呈现同质性现象,以及呈现出何种同质性现象都是学术界中需要探索的问题。

在线健康社区中,病患用户拥有的个人特征和医疗保健兴趣将对病患用户间建立朋友关系具有重要影响。首先,特征和兴趣间的相似程度影响了病患用户间的信任程度。相似属性的病患之间更熟悉对方的实际情况,可以为对方提供更为精准的信息支持,从而减少合作风险[195]。现有研究显示在线健康社区中相似的健康状况能够影响病患间的信任程度和社会距离[36,61]。进一步,这种对对方的感知信任,能够增加采纳对方健康建议的概率[117]。如研究表明健康行为更容易在同质性人群中传播[66]。其次,具有相似特征和兴趣的患者往往面临相同的困难,更能够在交流中形成情感共鸣,从而提供更有效的情感支持,增加对彼此的社交需求。如研究发现相比其他用户,具有相似健康和治疗经历的个体往往更可能建立深度交流(如一起讨论恐惧和现实问题),降低患者的孤独感[196]。

在社会网络形成的研究中,人口统计学属性(如性别)通常被认为是影响朋友关系建立的一个普遍性因素[71,197]。而由于病患个体通常因健康兴趣加入虚拟健康空间,所以与其他社会网络研究相比,病患社会网络还需要考虑病患的健康属性,如病情的严重程度[45]。因此,本章研究主要关注病患用户在在线健康社区中的两类属性:人口统计学属性和健康属性。根据同质性理论,在线健康社区中的病患朋友网络中可能存在两类同质性现象:人口统计学同质性和健康同质性,分别对应病患的人口统计学属性相似性和健康属性相似性形成的聚集。现有研究发现病患在网上关注最多的领域是治疗方案和健康状态[116]。不难想象,在线健康社区中,具有相同治疗方案的病患之间更可能就治疗方案的相关细节进行经验分享。同时,相似健康状态的个体间更容易建立起彼此的信任,进而采纳对方的健康建议[117]。很难想象非糖尿病患者能够完全理解一个糖尿病患者的经历和感受[140]。因此,在线病患网络中可能存在的健康同质性可以进一步分为治疗方式同质性和健康状况同质性。

3.2.1　性别同质性对朋友关系形成的影响

社会网络研究显示朋友网络中存在着明显的性别同质性现象,即相比异性,相同性别的人成为好友的可能性更高[71,197]。现有研究显示男女之间的性别差异,除存在于解剖学、生物学领域,还表现在心理、行为和健康等方面上。从人类心理学来讲,男性和女性往往具有不同的认知过程[198]。这些差别进而产生不同的行为表现和偏好。如相比男性,女性更关注自身身材的保持,而在饮食结构和节食上投入更多精力[199]。

然而,越来越多的实证证据表明互联网改变了人们传统的交流和社交模式,打破了性别上的界限。如 Thelwall 对 MySpace 中的交友活动展开研究,结果发现该社区中不存在明显的性别同质性现象[144]。在线健康社区中,尽管男女在交流模式上仍有明显差异,如一项基于在线癌症社区的研究发现男性更愿意加入大型的、相互联系但不太亲密的讨论组,而女性则偏爱更少但更亲密的联系,并且相同性别的病患之间维持的关系相比异性之间更为持久[68],但这种差异更多反映在行为偏好上,而非社交关系的选择上。对于社交关系,一项关于在线精神健康社区关注关系的研究发现相同性别对病患间关注关系形成不具有显著影响[200]。

本章研究关注的慢性病并非男性或女性专有疾病,且在治疗方法上差异有限。病患用户在在线健康社区中不需要通过相同性别好友才能获得特定健康信息。因此,本章研究期望在线健康社区中,性别差异对病患朋友关系的形成没有显著影响。

假设 1:相同性别不会显著增加在线健康社区中病患朋友关系形成的可能。

3.2.2 治疗方式同质性对朋友关系形成的影响

搜寻医生制订的治疗方案的更多信息是病患使用在线健康社区的主要目的之一[201]。病患希望了解当前治疗方案的潜在风险、成本以及收益。研究人员也相信让患者了解自己的治疗方案对治疗效果至关重要。研究显示患者对治疗方案信息了解得越充分,参与治疗过程的积极性就越高,对治疗方案的黏性就越强,治疗效果就越好[51]。而如果病患缺乏对治疗方案作用机制、可能结果和潜在的风险的充分理解,将很难形成他们对治疗方案的看法[51],导致他们无法真正参与治疗过程。同时,患者充分了解治疗方案,还能够消除患者对治疗方案的不确定性,进而减少消极情绪和焦虑,使患者更好地配合医生完成医疗过程[202]。此外,治疗方案一般需要充分考虑病患的病症以及身体条件制订,如果忽略病患在治疗方案中的价值和偏好,将可能最终进行一个不适合他们的治疗方案[203]。

由于医务人员往往低估患者掌握治疗方案相关信息的重要性以及问诊时间的限制,病患往往很难在问诊过程中全面地、通俗地获得治疗信息[13]。在线健康社区为病患提供了一个获得治疗方案信息的新渠道。在线健康社区汇集了大量的具有治疗方案知识和直接经验的病患用户。病患可以通过与和自己使用相同治疗方案的病患用户进行深入交流,浏览对方分享的经验尽快了解治疗方案。同时,相同治疗方案的病患经常面临共同的问题(如疗效、副作用等),有相同的信息需求,需要时常探讨。建立朋友关系可以方便他们进行长期合作。因此,我们提出以下假设:

假设 2.1:使用相同治疗方案的病患用户之间往往建立朋友关系。

一个治疗方案中可能涉及多种治疗方法。如一个 2 型糖尿病人可能被要求同时服用降糖药,注射胰岛素并进行节食减重。不同的治疗方法组合给患者生活带来的影响通常存在明显差异[51]。除当前治疗方案外,病患还常常需要了解其他潜在的、替代性或补充性的治疗方法[204]。调查显示 13% 的在线健康信息搜寻者关注网络上推荐的其他治疗方法[10]。首先,病患可能需要增添辅助性的治疗方法补充当前的治疗方案,如为避免糖尿病并发症而开展节食或减重运动[205]。其次,病情的发展和并发症的出现可能需要现有治疗方案的改变。关注治疗方案不完全相同的用户可以帮助病患完善自己的治疗方案。

这种学习"新方案"的意愿通常控制在一定的限度之内。当用户间治疗方案中包含的治疗方法数量差异越大时,表明两者之间病情差异越大,相互学习的难度也越大。考虑到安全性和转换成本,病患更可能对自身已有方案做小范围修改。一项关于在线健康社区病患用户关注关系的研究发现相近的治疗方法数量对病患用户关注关系网络的形成具有显著的积极影响[65]。为考查这种影响是否也适用于病患朋友关系的形成,本研究构建如下假设:

假设 2.2:病患朋友关系往往建立于治疗方法数量相近的病患用户之间。

3.2.3　健康状态同质性对朋友关系形成的影响

对于同种疾病,患者的健康状态包含了疾病的严重程度(Illness Severity)和病程(Illness Duration)[206]。病情严重程度能够影响病患的交友倾向。对于慢性病而言,疾病的严重程度除与疾病特点和患者自身身体素质相关外,还与患者平时对疾病的预防保健和治疗实践密切相关[207]。

根据社会比较理论,社会比较是一个构建外部理想形象,并与自己进行比较,然后认识自身的过程。如果社会比较发生在两个相似的人之间,则由比较产生的对对方观点和能力的评估将更为准确[142]。病情严重程度差异过大的两个人所面临的处境、采取的治疗手段、遇到的问题和心理状态均有较大差别,这些都将影响双方的沟通效果和获益程度。在线健康社区中病患间朋友关系的建立是双方共同意愿的结果。因此,相比两个病情严重程度接近的人,病程严重程度差异较大的人之间结为好友的可能性较低。如现有研究发现,体重正常的人往往不太愿意与过胖的人结为好友[36]。因此,患者希望与自己病情严重程度接近的人建立长期的关系,以获取更为准确的信息。结果,病情相似的人之间成为好友的概率增加。

假设 3.1:病患朋友关系往往建立在两个病情严重程度相似的病患用户之间。

除疾病的严重程度外,病患朋友关系的建立还受到病程的影响。对慢性病来讲,病程往往与病情的发展和并发症的产生密切相关。首先,病程将影响患者身体机能指标的改变。以白癜风为例,相比病程在 5 年之内的患者,病程大于 5 年的患者的抗酪氨酸酶抗体阳性率更低[208]。这些变化将进一步影响到治疗策略的改变。如许多慢性疾病都采用分阶段治疗的方法[209]。其次,慢性病的并发症通常在疾病发展到一定阶段才会产生,如 1 型糖尿病的并发症往往在 5 到 10 年之后才会显现出来[210]。此外,随着病程的推移,患者还可能产生一系列不良的情绪。如研究发现病毒性肝炎患者在 6 个月后表现出忧郁、绝望、决断困难、兴趣丧失等不良情绪的概率显著增强[211]。因此,对同一疾病而言,病程相近的两个人往往更具有可比性。医学中对某种疗法的效果检验的随机试验经常将病程当成重要的控制变量[212]。因此,在健康社区中,病程相近的两个人更可能通过相互比较准确认识自己,并就病情的发展与应对、并发症的预防和治疗展开讨论,从长期合作中获益。因此,提出以下假设:

假设 3.2:病患朋友关系往往建立在两个病程相近的病患用户之间。

3.3　在线健康社区中朋友关系网络形成影响因素的研究设计

3.3.1　研究框架

由图 3.1 可见在线健康社区病患朋友关系形成研究的研究框架。本研究首先从在线健康社区中收集并解析朋友关系和病患信息。然后,构建在线健康社区的病患朋友关系网络并提取病患的关键信息特征。根据所提出的假设,构建指数随机图模型并进行参数估计,最后通过拟合优度检验验证是否构建的模型能够很好地表示所研究的网络。

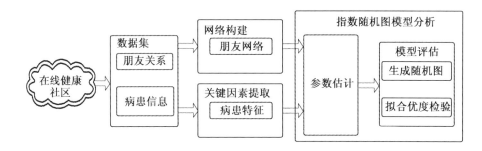

图 3.1　研究框架

Fig. 3.1　Research Framework

3.3.2　研究背景与数据

糖尿病是一种以血液中血糖过高为特征的慢性病。目前,糖尿病已成为威胁人类健康最严重的慢性非传染性疾病之一。来自国际糖尿病联盟(International Diabetes Federation, IDF)的报告显示世界糖尿病患者已高达 3.82 亿(2013)[25]。糖尿病的主要危害包括造成不同器官的长期危害、功能紊乱以及障碍。糖尿病还会引发一系列并发症如视网膜病变、心脏病、肾病和脚部疾病等。一个与其他的疾病不同的重要方面是糖尿病患者的健康状况非常依赖于患者自身对疾病的管理能力。病患日常生活中的每一件事都会对他们的健康构成影响。患者需要接受正确的患者教育,自我监测血糖,积极预防并发症,并辅助饮食和运动治疗。糖尿病专家呼吁糖尿病人的治疗需要更多基于社区的教育和活动,而在线健康社区在用户规模和信息传播方面具有明显优势,能够为糖尿病人提供长期支持[27]。

本章研究从一个大型在线糖尿病社区 TuDiabetes(http://www.tudiabetes.org/)中收集数据。该网站建立于 2007 年,旨在为糖尿病患者改善健康提供支持。该平台不仅允许用户建立自己的个人主页,在论坛中讨论,还允许用户在网站中交友。这种交友机制类似 Facebook,需要一方提出好友请求后,另一方接受,才能完成好友关系的建立。该网站为我们考查病患朋友关系提供了一个很好的研究背景。

根据世界卫生组织,糖尿病可分为 1 型糖尿病、2 型糖尿病和包含妊娠糖尿病在内的其他类型糖尿病(http://www.who.int/diabetes/action_online/basics/en/)。由于不同类型的糖尿病在治疗、保健等方式上差异很大。本章选择 1 型糖尿病作为研究对象。主要收集了两类信息:(1)截止到 2013 年 5 月,所有加入该社区的 1 型糖尿病病患用户的个人资料信息;(2)这些用户的朋友列表。根据该列表,得到这些用户的所有朋友关系数据。许多用户在注册社区后,并没有参与任何活动,成为潜伏者(Lurker)。这些用户对社区和其他成员没有任何贡献,并且会影响研究的有效性。因此,排除这部分用户的记录。进一步,排除了有缺失的用户记录。最终,得到了一个有 2 118 名用户的数据集,其中女性用户占 63.7% 。

　　根据病患朋友关系,构建病患朋友关系网络,如图 3.2 所示。一条无向边 $E_{i,j}$ 建立于节点 i 和节点 j 之间,如果用户 j 出现在用户 i 的朋友列表中(此时,用户 i 也一定存在于用户 j 的朋友列表中)。最终,在线病患朋友网络由 2 118 个节点、4 134 条朋友关系构建而成。

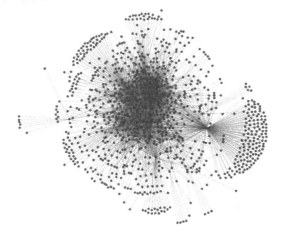

图 3.2　病患朋友关系网络图

Fig. 3.2　Patient Friendship Graph

为验证假设,从个人资料信息中提取用户的关键特征信息。在糖尿病领域,糖尿病的严重程度通常可由糖化血红蛋白水平(HbA1c%)衡量。美国糖尿病协会向大多数非怀孕患者建议的健康改善目标为 HbA1c% 小于或等于 7% (http://www.diabetes.org/living-with-diabetes/treatment-and-care/blood-glucose-control/checking-your-blood-glucose.html/)。因此,在本研究中,当一个用户的糖化血红蛋白水平小于或等于 7% 时,即认为他比较健康。数据中,比较健康的用户占到全部用户的 39.6% 。在学术界中,病程通常有两个定义:①从首次出现疾病症状的时间到当前时间的间隔;②从疾病的确诊时间到当前时间的间隔[213]。根据数据的可得性,本研究采用后者测量病程,并通过计算病程间差异来测量病程相似性。数据集中病患用户的平均病程为 16.6 年(1 型糖尿病多发生在青少年时期)。考虑到年龄层次的变量的剧烈变化,实证研究中将采用对数形式进行计算。

3.3.3 指数随机图模型

本研究采用一种基于理论的网络统计学方法——指数随机图模型来研究病患朋友关系的形成问题。指数随机图模型作为一种网络统计技术,通过一系列预测变量(网络结构、个体属性、二元关系)来识别个体间网络关系的存在性[214]。相比其他社会网络统计方法,该方法具有下列优势。

首先,该方法在检验网络形成规律的过程中允许一定的变化性以刻画一些无法建模的细节[215]。其次,指数随机图模型可以同时考虑多种网络关系形成过程,且对特定形成过程影响的估计是建立在其他过程影响之上的相对值[216]。区别于主要用于描述实证数据中存在的一种或多种关联关系的统计技术,指数随机图模型是一种基于概率的网络模型,能够在网络整体水平上基于观察数据进行建模。进一步,除验证预测变量和边之间形成的关系外,指数随机图模型还可以通过拟合优度检验,验证所构建网络模型是否能够很好地刻画真实网络[217]。最重要的,网络关系数据中边之间存在着大量的相互依赖性。一条边的存在,往往增加了周围其他边形成的概率。如一个度数高的节点很容易连接着另一个度数高的节点。而许多统计方法如回归具有独立性假设——各观察对象间应相互独立,这就导致模型难以很好地反映网络数据的本质。指数随机图模型假定网络中边的存在是相互依赖的[192],从而更适合用于处理网络数据。

在近几年的社会网络研究中,指数随机图模型得到了广泛的应用。其中,Wimmer 等人通过指数随机图模型研究了 Facebook 朋友关系网络中的种族同质性现象[145]。Shen 等使用指数随机图模型发现在线社区的交流过程中存在着直接互惠和间接互惠性[218]。Pahor 等通过该模型发现在线开源社区中存在着"表现聚集"现象[219]。这些研究表明指数随机图模型可以很好地处理社会化媒体中的网络数据,能够满足我们的需要。

指数随机图模型通用的数学形式为

$$Pr(Y = y) = \frac{1}{\kappa} \exp\left\{ \sum_{A} \eta_A g_A(y) \right\} \tag{3.1}$$

该模型是一个基于所有构型 A 的总和。构型是指一个小的、可能的网络连接的子集,如一条边、一个传递三元组都可以看成是一个构型。$Pr(Y = y)$ 代表一个假定网络 y 的概率;η_A 是对应构型 A 的参数;$g_A(y)$ 是对应构型 A 的网络统计,如果特定构型存在于网络 y 中则 $g_A(y) = 1$,反之为 0;κ 是一个标准化量以确保式(3.1)是一个合理的概率分布[217]。

在指数随机图模型中,每种网络形成过程都可以表示为一个网络构型,如一条互惠边、一条连接两个同为 1 型糖尿病患者的节点的边。每一个参数都对应着网络中一个特定的构型。不同参数代表了这些构型在目标网络中的存在性。指数随机图模型可以看作是一个由构型表示的局部形态所搭建成的随机图分布[217]。指数随机图模型运作的原理是比较某种或多种网络结构出现的概率与其随机出现的概率。如果某种结构频繁出现,则该结构有正向的、显著的倾向形成于该网络。

指数随机图中主要有两种估计参数的方法:最大似然估计法(Maximum Pseudolikelihood Estimation)和马尔科夫蒙特卡洛(Markov Chain Monte Carlo, MCMC)最大概率估计法[192]。根据前人研究,最大似然估计法往往不够精确[192]。因此,本书使用马尔科夫蒙特卡洛最大概率估计法进行参数估计。在该方法中,首先通过大量算法根据所设置的参数仿真出一个网络分布,然后与观察数据生成的原网络进行比较。这一过程中,参数估计值将不断修改直到稳定(此时,仿真网络与原网络最接近)。在最终模型中的参数估计值将指示不同的网络形成过程在该网络关系的形成过程中所起的作用。

3.4　在线健康社区中朋友关系网络的指数随机图模型分析

3.4.1　结果分析

为进行指数随机图模型分析,首先,需要将所提假设转化成为构型对应的参数(本章研究也曾经考虑了网络结构的影响,如优先连接、三元闭包等机制的作用,但在实验过程中指数随机图模型不能够收敛,表明这些因素并不在网络形成过程中起重要作用)。表 3.2 列出了研究假设、使用的参数以及对应的构型。与其他参数相比,参数[属性] – difference 测量了两个个体属性(连续值)的绝对差异,与所构建的假设相反。因此,对假设 2.2 和假设 3.2,期望对应参数估计为负且显著。

表 3.2　研究假设、参数和构型

Table 3.2　Research Hypotheses, Parameters and Figurations

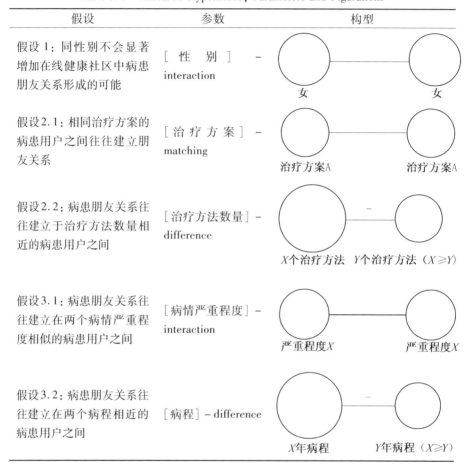

假设	参数	构型
假设 1：同性别不会显著增加在线健康社区中病患朋友关系形成的可能	［性　别］– interaction	
假设 2.1：相同治疗方案的病患用户之间往往建立朋友关系	［治疗方案］– matching	
假设 2.2：病患朋友关系往往建立于治疗方法数量相近的病患用户之间	［治疗方法数量］– difference	
假设 3.1：病患朋友关系往往建立在两个病情严重程度相似的病患用户之间	［病情严重程度］– interaction	
假设 3.2：病患朋友关系往往建立在两个病程相近的病患用户之间	［病程］– difference	

　　使用马尔科夫蒙特卡洛最大概率估计法对构建的模型的参数进行估计。表 3.3 报告了指数随机图模型估计和假设检验的结果。其中，第 3 列和第 4 列分别给出了参数估计值和标准差。当估计值大于等于标准差两倍时，可以认为参数是统计显著的[220, 221]。第 5 列给出了 t – 统计量（t – statistics），表示收敛程度，该值被认为应该小于 0.1。第 6 列给出了假设的检验结果。本书使用 PNET 实现 ERGMs 的参数估计。区别于 t 检验结果中的不同显著性水平，该工具处理下的估计结果对显著性水平不做区分。

表 3.3　　指数随机图模型估计结果

Table 3.3　　Results of ERGM Estimates

类型	假设	参数估计	标准差	t - 统计量	结果
性别同质性	1	0.087	0.172	0.044	支持
治疗方式同质性	2.1	0.256*	0.053	- 0.058	支持
	2.2	0.209*	0.019	- 0.004	不支持
健康状况同质性	3.1	0.507*	0.155	- 0.034	支持
	3.2	- 2.094	2.685	- 0.046	不支持

注:t - 统计量 =（观察值 - 样本均值）/标准误差,参数统计量低表明参数在 MCMCMLE 过程中收敛

* 表示统计显著性

假设 1 得到验证。性别同质性现象没有出现在在线健康社区病患朋友网络中,即性别对朋友关系的建立没有显著影响。这一结果与之前在线社区中朋友关系研究[144]和在线健康社区中病患关注关系的研究[65]一致。这一发现意味着健康信息在在线健康社区中的流动不存在明显的性别界限,为社会化媒体中的性别弱化现象提供新的证据。

假设 2.1 得到验证,病患更愿意与自己治疗方案相同的人成为好友。病患用户渴望得到更多自己治疗方案的信息。充分了解自己治疗方案对病患参与治疗过程和最终产生的健康结果有积极的影响[222]。与有共同治疗方案的人建立朋友关系,可以长期得到与自己健康实践切实相关的信息,降低治疗过程中的不确定性。

尽管假设 2.2 的参数估计显著为正,但如之前所述,该假设对应的参数测量了两个个体属性(连续值)的绝对差异,因此,结果不符合假设期望,假设 2.2 没有得到支持。这一结果与之前在线精神健康社区中病患关注关系的研究[65]有所区别,可能的原因是 1 型糖尿病患者主要关注一些核心的治疗方法,而对于节食、减重等活动,由于风险和转换成本较低,很容易在患者差异评估中忽略。

假设 3.1 对应参数估计显著且为正,故得到验证。该结果意味着在线健康社区中病情严重程度相近的病患用户更容易成为朋友。这一结果与之前现实环境中的研究[36]相一致。不同病情严重程度下,患者所面临的问题、疾病管理手段往往存在差异。相比之下,患者更信任与自己病情严重程度相似的人并愿意接受其健康行为建议。如研究显示相比混合人群,同质性人群更有利于健康行为的蔓延[66]。并且这种同质性不仅仅提高了健康较好的人群之间的健康行为传播,还提高了健康较差的人之间的传播。因此,病患用户更愿意选择严重程度相近的病患用户作为好友以保证双方的沟通效果和获益程度。

假设 3.2 不显著。相似病程没有显示出对病患朋友关系形成的促进作用。可能的解释是病程并不与并发症的出现完全相关。并发症的触发还受到患者的个人体质及预防措施的影响,进而影响每个人的并发症出现时间并不完全一致,甚至有的患者可能不会出现并发症。

综上所述,病患在在线健康社区中需要一个范围更小的、长期的、能够为自己提供更相关信息的社会网络。在线病患朋友网络中存在健康同质性现象。首先,病患在在线健康社区中决定朋友关系时,不考虑性别因素,而更关注对方的健康属性。其次,相近的病情严重程度和治疗方案是促进病患间朋友关系建立的两个主要因素。

3.4.2　拟合优度检验

拟合优度检验(Goodness – of – fit)是指数随机图模型相比其他社会网络分析技术的又一优势。该方法使用马尔科夫蒙特卡洛最大概率估计法检验仿真网络和原网络在网络属性分布上的差异。

为检验本章所构建的模型是否能够刻画观察数据构建的实际网络的特征,从估计的模型中仿真 100 000 000 个随机网络,并从中随机提取 1 000 个样本与实际网络比较。如果两者差别足够小,证明构建的模型很好地拟合实际网络。

表 3.4 基于一系列网络统计展示了拟合优度检验的结果。表 3.4 中,第 1 列包含了模型中所使用的变量。第 2 列给出了网络数据中的实际值。第 3 列和第 4 列为 1 000 个样本仿真网络的均值和标准差。如果 t – 比例均小于 0.1,则模型可以看成完美拟合网络数据[223]。在此表中,性别、治疗方案、病程参数均小于 0.1,而治疗方法数量和病情严重程度略大于 0.1,表明所构建的模型有能力很好地重现实际网络的大多数属性,能够很好地解释在线健康社区中朋友关系的形成原因,但仍有进一步改进的空间。

表 3.4　拟合优度检验结果
Table 3.4　Results of Goodness – of – fit test

变量	观察值	均值	标准差	t – 比例
性别	43.000	42.876	6.899	0.018
医疗方案	580.000	581.523	21.783	– 0.070
医疗方法数量	4 233.000	4 206.319	74.253	0.359
病情严重程度	61.000	60.223	6.898	0.113
病程	23.993	23.978	0.493	0.031

注:t – 比例 =(观察值 – 样本均值)/标准误差

3.5 研究结论与讨论

在现实环境下,病患之间往往缺乏沟通渠道,很难建立紧密的联系。随着健康 2.0 技术的快速发展,越来越多的在线健康社区增加了社交服务以支持病患用户间的长期协作,共同完善自我健康管理。本章研究主要关注病患用户在在线健康社区中的交友需求,研究病患用户为什么以及如何在在线健康社区中建立朋友关系。与之前在线社区中朋友关系研究[144] 和在线健康社区中病患关注关系的研究[65] 一致,研究发现病患用户在在线健康社区中选择好友时,不考虑性别因素。但与传统的在线社区研究有所区别,病患用户在在线健康社区中发展朋友关系主要为了满足自己的健康需求。本研究强调健康同质性在病患朋友关系形成过程中的作用。健康属性如病情严重程度和治疗方案的相近性是两个人成为朋友的主要原因。病患在在线健康社区中试图构建一个与自己健康属性相近,并且能够长期为自己提供高质量健康信息的协作网络。

本章研究是对现有的在线病患网络相关文献的重要补充。首先,已有在线病患网络文献探索了在线健康社区中病患用户间交流关系和关注关系的形成问题[65,68],而缺乏对双向的朋友关系形成的研究。本书对在线健康社区中病患朋友关系网络形成的研究,填补了在线病患网络研究的空白。其次,研究发现了病患间不同属性的二元关系对在线健康社区中病患朋友关系形成的影响。在线健康社区中朋友关系网络的形成主要归因于健康同质性,相近的病情严重程度和治疗方案是患者选择好友最重要的依据。此外,研究使用了基于理论的网络统计学方法 —— 指数随机图模型,表明了该方法有能力处理医疗保健社会化媒体中的病患网络数据。

研究还对在线健康社区提供者具有十分重要的实践意义。传统的在线健康社区往往只为病患用户提供一个彼此交流的平台。病患用户往往很难从中找到自己需要的信息支持和情感支持。交友功能可以使病患用户自主选择可靠的、长期的社会支持来源。本章研究结果可以帮助理解用户的社交需求和长期的信息需求,进一步完善社交功能。研究强调病患朋友网络中存在病情严重程度和治疗方案的同质性。网站提供者可以考虑这些同质性因素改善好友寻找服务,使病患能够更快速、准确地找到合适的朋友。如网站可以增加搜索好友的高级服务,支持用户通过特定的病情严重程度和治疗方案的搜寻条件查找好友。为促进患者间的社交化,网站还可以考虑这两种同质性因素构建潜在好友的推荐系统。

研究存在一定的局限性:首先,由于数据的可得性,本书只考虑了性别作为个体的一般属性。而年龄也可能对好友关系的形成构成影响。其次,本研究用糖化血红蛋白水平来衡量 1 型糖尿病患者的患病严重程度,而很多疾病的病情可能找不到一个统一的指标来识别健康严重程度。许多疾病的严重程度需要对患者的健康进行综合评估。最后,研究考查了糖尿病患者间朋友关系形成的影响因素,并不确定作者的发现是否适用于其他疾病,如乳腺癌和肥胖。接下来的研究将扩展到更多的领域。

3.6　本章小结

健康 2.0 技术为病患之间建立紧密联系提供了一个前所未有的机会。然而,鲜有研究关注具有合作性的病患朋友关系如何在在线健康社区中建立。本章基于同质性理论,研究病患个体间不同属性的二元关系如何影响在线健康社区中朋友关系网络的形成。研究构建了病患朋友关系网络并使用指数随机图模型进行分析,分析结果表明人口统计学特征,如性别对病患朋友关系建立的影响不显著,而健康类型的同质性,如治疗方案同质性和健康严重程度的同质性将显著增加在线好友关系建立的可能性。研究为改进在线健康网站社交功能,帮助用户社交化提供新的视角。

第4章 在线健康社区中认同型情感支持关系形成的影响因素研究

学术界普遍认为病患加入在线健康社区主要为寻求信息支持和情感支持[95]。其中,情感支持可以使患者相信自己被关心,被尊重,被鼓励,能够缓解患者的焦虑和紧张情绪,增强应对疾病的信心。当前研究显示尽管信息支持是在线健康社区中最为常见的信息类型,但情感支持在在线健康社区改善患者健康的过程中扮演着更重要的角色[22]。同时,相比信息支持,情感支持更能够增加患者对所在在线健康社区的依赖性[96]。尽管情感支持对病患用户健康改善具有重要作用,但病患用户在在线健康社区中常常得不到所需的情感支持。首先,对病患用户来讲,在在线健康社区中对其他用户表达情感支持存在一定的心理障碍和时间成本,导致情感支持供给不足。其次,个体在获得情感支持的能力上存在差异,从而导致情感支持的分布不均。一些病患用户很容易获得情感支持,而另一些则不太容易。同样,情感支持的提供也存在类似的问题。

两个病患用户之间是否发生情感支持,本质上是一种基于交流的二元关系,涉及两个角色:支持者和被支持者。为深入理解情感支持在在线健康社区中的分布情况,有必要系统地研究在线健康社区中情感支持关系如何形成于支持者与被支持者之间,建立起病患用户个体特征与情感支持的提供和获取之间的关系。对研究人员来讲,开展该研究,面临着如何从文本内容中提取情感支持的问题。以一条论坛帖子为例,研究者首先需要判别该帖子是需求支持、提供支持还是伴随支持。如果是提供支持,还需要进一步识别是否为情感支持。在大样本下,如果采用人工方式筛选将面临严重的人力成本和时间成本,且容易出现识别标准不一致的问题。而如果使用自然语言处理技术实现这一过程,会存在一定的精度问题。近几年来,点"赞"(Like)功能的出现使虚拟空间中用户对内容的认同型情感的表达变得更为容易,也为研究者观察在线健康社区中的情感支持关系形成提供了一个独特的机会。

点"赞"是指社会化媒体中,用户通过单击"赞"图标就可以表达出自己对特定用户生成内容的积极情感。其中,完成该操作的用户称为点赞者,被点赞的内容制造者被称为被赞者。点赞者主要通过点赞表达同意、感激、同情等认同情感,并让被赞者感到自己被理解,被重视或对他人有重要价值[224]。目前学术界和产业界已经发现了点赞功能在多个方面的作用。点赞次数的记录使大众对某项内容的正向情感转化为了一个可计数的、能比较的分数[225]。该值可以作为测量在线声誉的指标以反映对象的受欢迎程度[226]。点赞次数还代表了一种在线口碑(Word-of-mouth,WOM)可以影响其他用户的购买决策[224]。Gerlitz 等比较了历史购买记录和社会化媒体中的获赞记录在商品销售中的作用,结果发现相比历史购买记录,社会化媒体中的获赞记录的营销效果更显著,可以推动更多的商品销售[227]。此外,个体的点赞历史还可以反映网络用户的个性和兴趣点。最近一项基于 Facebook 的研究发现,通过用户的点赞记录可以预测用户的个人特质和偏好[228]。

点赞行为所代表的认同型情感支持在在线健康社区具有十分重要的价值。首先,点赞是一种低成本社交方式,病患用户只需一次点击就可以完成对认同内容的点赞操作,使用户表达认同型情感的成本变得极低。其次,点赞所具有的灵活、宽泛的含义可以在很大范围内满足病患对积极情感支持的需求。如当病患分享自己健康改善的经验时,其他用户可以通过点赞表达对该用户的感激和支持。当病患用户在在线健康社区报告自己近期取得的健康进展时,其他用户可以通过点赞表达对该病患的赞赏和鼓励。

当点赞行为发生时,一条有向的认同型情感支持关系建立在点赞者和被赞者之间。本章研究将在线健康社区中的认同型情感支持关系网络定义为病患用户和他们之间因点赞行为引起的认同型情感支持关系的集合。本章主要从社会网络角度出发,研究在线健康社区中病患用户间的认同型情感支持关系是如何形成的。该问题的研究具有十分重要的意义。首先,病患用户能否在在线健康社区中得到所需的情感支持对患者用户的健康改善和在线健康社区的成功与发展至关重要。通过认同型情感支持关系网络的研究,可以从整体上认识认同型情感支持在在线健康社区中的分布情况以及不同病患用户提供和获得认同型情感支持的可能性。其次,当前关于点赞行为的研究大多局限于认识点赞功能的潜在价值,而缺乏对点赞行为的产生原因的探讨。对点赞关系生成机制的探索将有助于理解用户对点赞功能的使用和点赞行为对用户的影响。

本章研究主要使用一种基于理论的网络统计建模方法——指数随机图模型来研究在线健康社区中的认同型情感支持关系网络形成问题。研究中将区分支持者和被支持者,并同时考虑网络结构和个体属性对认同型情感支持关系形成的影响。

本章中的剩余部分组织如下:首先,提出认同型情感支持关系形成的研究假设;然后,介绍本章研究背景并对数据进行描述;接下来,对认同型情感支持关系网络进行指数随机图模型分析并完成拟合优度检验;最终,给出研究结论,并探讨研究意义和当前研究局限性。

4.1　在线健康社区中认同型情感支持关系形成影响因素的研究假设

4.1.1　优先连接对认同型情感支持关系形成的影响

网络节点的度是指节点的邻居数量,即节点在网络中的连接数量。在有向图中,节点之间为非对称关系。根据节点之间关系的指向,又可以进一步将网络度分为入度和出度。一个网络节点的入度是指所有指向该节点的连接数量。一个节点的出度是指该节点所有指向其他节点的连接数量。在社会网络中,个体的度值往往表现出很强的异质性[229]。度数高的个体处于网络的中心的位置,他们往往拥有更多资源,更高的社会地位,而另一些个体则缺乏连接,处于网络的边缘。在有向网络中,个体的连接倾向和受欢迎程度同样极不平均。

优先连接(Preferential Attachment)是从网络结构角度解释网络节点间度差异现象的重要理论。优先连接又称为择优连接,是指网络中新增加的边会优先连接度值较大的节点,从而表现出"富者愈富"的现象[69, 70]。根据优先连接理论,一个个体的度数中心性反映了该点在网络中的重要性,进而能影响该节点与其他个体的连接关系[75, 230]。许多社会网络研究者都把优先连接作为网络演化过程中的重要因素加以考虑。

当前研究发现在线社区中经常表现出优先连接的行为,新加入用户往往与网络中度值较高的用户建立社交联系。这种现象在有向在线社会网络中依然存在,且对出度和入度均适用。基于维基百科和 Flickr 的研究发现,节点的入度越高,越受欢迎,接受新的连接的可能性也越大;同时,出度越高的节点,发出新的连接的可能性也越大[231]。因此,本章研究认为一个病患用户的出度和入度将影响到其认同型情感支持关系的形成。

假设 1.1:出度高的病患用户更可能发出认同型情感支持连接。

假设 1.2:入度高的病患用户更可能接受认同型情感支持连接。

4.1.2 认同型情感支持经历对认同型情感支持关系形成的影响

认同型情感支持经历是指一个病患在在线健康社区中因点赞和被赞建立起来的认同型情感支持经验和被支持历史。根据社会认知理论,个体过去的经历,对未来特定行为的发生具有重要影响[120]。学术界普遍相信一个人曾经的经历能够反映其个人特质和行为倾向,因此,可以基于个人经历来预测其未来的行为和表现。根据这一理念,基于用户的在线行为记录可以预测个人特征和兴趣[228];基于用户已购买记录,可以推荐其潜在的购买产品[232]。

新的信息技术往往具有使用上的壁垒,用户往往需要花费一定的时间来熟悉新信息技术的操作[233]。实证研究中常考虑将用户的经验作为个人表现的预测变量或依据经验长短将用户划分为经验用户和新用户区别对待[73]。相比从未使用过点赞功能的用户,使用过该功能的用户拥有使用经验,更了解该功能的使用情境。社会认知理论认为如果一个人拥有完成某项任务的积极经验,将增加自我效能,使其在未来完成相似任务时更加自如[120]。用户的点赞功能使用频数反映出他们对该功能的使用偏好。用户对点赞功能使用得越多,意味着该用户越有可能在未来继续使用该功能[86]。同时,点赞功能对用户生成内容提供了一个评价机制。被"赞"越多显示出了内容具有更高的被赞价值。相应地,被赞用户的总被赞量代表了该用户所具有的被赞价值。被赞多的用户更可能在未来继续发表具有被赞价值的内容。此外,内容在被点赞后,还会产生"声誉"效应。随后的用户会认为该内容具有潜在的被赞价值而阅读并跟随点赞,进而产生羊群效应。

假设2.1:提供认同型情感支持多的病患用户更可能发出认同型情感支持连接。

假设2.2:获得认同型情感支持多的病患用户更可能接受认同型情感支持连接。

4.1.3 活跃性对认同型情感支持关系形成的影响

在线活跃性是指病患用户在在线健康社区参与交流活动的频繁程度。活跃性既反映了个体对在线健康社区有效性和易用性的认可程度,也反映了个体对在线健康社区参与的使用意愿。当前研究显示用户在在线社区中的活跃性在统计上常常表现出较大差异。在大多数用户表现相对沉寂的同时(极端情形为潜伏者),少部分用户表现得非常活跃[234]。这些用户有更大的意愿参与在线社区中的在线活动,更频繁地使用在线社区中的各种功能。同时,研究显示用户的不同类型的在线活动呈现出强相关关系[74]。因此,频繁在论坛中发帖、回帖,从事各种交流活动的用户,也更愿意使用点赞功能。此外,用户频繁参与在线交流活动,在网站中留下了大量在线行为痕迹,增加了该用户在其他用户面前的曝光率,从而提高了被更多用户点赞的概率。如一项基于在线减重网络的研究显示,交流活跃的用户更容易获得大量的情感支持[39]。因此,本研究认为活跃性对认同型情感支持关系的形成具有积极影响,故提出以下假设:

假设 3.1:活跃的病患用户更可能发出认同型情感支持连接。

假设 3.2:活跃的病患用户更可能接受认同型情感支持连接。

4.2　数据收集

本章研究数据来自于一个美国大型糖尿病论坛——Diabetes 论坛(http://www.diabetesforum.com/)。该论坛旨在为糖尿病病患提供一个汇集各种糖尿病和糖尿病人相关资源的在线交流社区,协助糖尿病患者管理自己的健康。Diabetes 论坛话题主要涉及糖尿病新闻、病患自我介绍、各型糖尿病讨论以及并发症预防与控制等。论坛设有点赞功能,允许糖尿病病患用户对论坛中的帖子以点赞的方式表达认同型情感支持。Diabetes 论坛公开显示获赞帖子的点赞者标识(该社区在每条帖子旁公开显示前三个点赞者的名称和该帖子获赞数量。进一步点击该数字,可以看到该帖子的所有其他点赞者名称)。因此,从该网站中可以获取到每条认同型情感支持关系以及对应的支持者和被支持者。这就为本章研究认同型情感支持关系的建立提供了一个适合的研究背景。

研究收集了 2011 年 11 月 1 日到 2013 年 12 月 31 日间该论坛的所有帖子。通过排除没有被点赞的帖子,最终得到一个含有 3 593 个帖子、308 个用户(每个用户均为点赞者或被赞者)的数据集。该数据集中,每个帖子至少被赞一次。根据每条帖子中的点赞者和被赞者之间的二元关系,构建一个基于认同型情感支持关系的网络。该网络由 308 个节点、2 193 条边构成。图 4.1 可以看到该认同型情感支持关系网络图。

为测量病患用户的认同型情感支持经历,研究将用户的累计点赞量和累计被赞量分别当作该用户的认同型情感支持和被支持经历。个体活跃性通过每个用户按天的平均发帖量测量。表 4.1 报告了接下来对认同型情感支持关系网络的指数随机图模型分析中使用的主要解释变量的描述性统计。

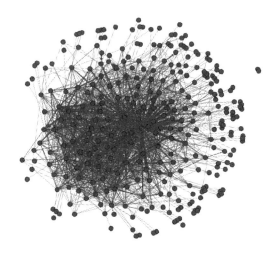

图 4.1 认同型情感支持关系网络图

Fig.4.1 Identified Emotional Support Relationship Graph

表 4.1 变量的描述性统计

Table 4.1 Summary Statistics of Variables

变量	变量描述	均值	标准差	最小值	最大值
网络入度	网络节点的入度	1	12.72	0	113
网络出度	网络节点的出度	3	10.11	0	87
获得认同型情感支持经历	病患用户获得的全部被赞数量	287.70	773.30	0	9 094
提供认同型情感支持经历	病患用户的全部点赞量	298.40	1 185	0	15 028
活跃性	病患用户平均每天的发帖量	0.73	1.45	0	13.72

4.3 在线健康社区中认同型情感支持关系形成影响因素的实证分析

4.3.1 指数随机图模型分析

为对所提出的假设进行验证,需要将任意两个病患用户间是否存在有向认同型情感支持关系当作二元变量,然后估计其存在的可能性。然而,这一估计过程面临诸多障碍。

首先,认同型情感支持网络的演化是一个复杂的过程,涉及多种微观网络形成过程,如网络结构的影响、用户行为习惯的影响。而这些微观过程往往交织在一起,难以分离。如根据优先连接理论,个体节点的连接数量受到时间因素的影响[69, 70],而个人的认同型情感支持经历的积累也受到时间的影响。如何区分个体属性引起、网络结构引起两种网络关系的形成过程是研究面临的难题之一。

其次,个体在认同型情感支持网络中可能同时作为支持者和被支持者的身份存在,很难区分两者的个体特征在网络形成过程中的差别。

再次,社会网络中的边的形成并非相互独立,而是存在着相互依赖性[216]。如一个节点的度数中心性往往与它周围节点的度数中心性正相关。具有独立性假设的统计方法不能很好地处理网络数据而不适用于完成本章研究。

最后,通常的统计技术主要用于描述实证数据中存在的一种或多种关联关系,而不是重新构建与原网络特征分布一致的网络,很难考查所构建模型对网络数据的拟合程度[217]。因此,需要一种网络统计建模技术,既能考查多种网络形成过程的影响,区分节点的不同角色,还能够很好地处理网络数据。

本章研究使用一种基于理论的网络统计建模方法——指数随机图模型。指数随机图模型通过一系列预测变量识别个体间网络关系的存在性[214]。其数学形式为

$$Pr(Y = y) = \frac{1}{\kappa} \exp\left\{ \sum_A \eta_A g_A(y) \right\} \tag{4.1}$$

该模型是一个基于所有构型 A 的总和。构型是指一个小的、可能的网络连接的子集,如一条边、一个传递三元组都可以看成是一个构型。$Pr(Y = y)$ 代表一个假定网络 y 的概率;η_A 是对应构型 A 的参数;$g_A(y)$ 是对应构型 A 的网络统计,如果特定构型存在于网络 y 中则 $g_A(y) = 1$,反之为 0;κ 是一个标准化量以确保公式(4.1)是一个合理的概率分布[217]。

相比其他社会网络研究方法,该方法具有下列优势,使其有能力处理本章研究的问题:

首先,指数随机图模型可以同时加入包括优先连接和个体属性影响在内的多种网络关系微观形成过程,且对特定形成过程影响的估计是建立在对其他过程影响评估之上的相对值[216]。进一步,指数随机图模型能够区分这些微观过程中连接发起者和连接接受者的差异。因此,我们可以区分支持者和被支持者特征在认同型情感支持网络形成过程中的差别。

其次,通常的统计技术主要描述实证数据中存在的一种或多种关联关系。而指数随机图模型是一种基于概率的网络统计模型,能够从网络总体上基于观察数据进行建模。除验证预测变量和边之间形成的关系外,还提供拟合优度检

验,考查所构建的网络模型是否能够很好地反映真实网络特征[217]。

最重要的是,网络关系数据中通常存在着大量的相互依赖性。许多统计方法如回归往往具有独立性假设——各观察对象间应相互独立,这就导致模型难以很好适应网络数据的本质。指数随机图模型假定网络中边的存在是相互依赖的[192],从而更适合用于处理网络数据。

为进行指数随机图模型分析,将每个假设对应的认同型情感支持网络形成过程表示为一个特定的参数,见表4.2。通过比较某种结构在网络中出现的概率与其随机出现的概率,考查对应的网络形成机制对网络形成的影响。

表4.2 研究假设、参数和构型

Table 4.2 Research Hypotheses, Parameters and Figurations

假设	参数	构型
假设1.1:出度高的病患用户更可能发出认同型情感支持连接	Alt-out-star	
假设1.2:入度高的病患用户更可能接受认同型情感支持连接	Alt-in-star	
假设2.1:提供认同型情感支持多的病患用户更可能发出认同型情感支持连接	[点赞数量]-sender	
假设2.2:获得认同型情感支持多的病患用户更可能接受认同型情感支持连接	[被赞数量]-receiver	
假设3.1:活跃的病患用户更可能发出认同型情感支持连接	[支持者活跃性]-sender	
假设3.2:活跃的病患用户更可能接受认同型情感支持连接	[被支持者活跃性]-receiver	

根据已有文献的建议[192]，本书使用马尔科夫蒙特卡洛最大概率估计法进行参数估计。该方法首先通过大量算法根据所设置的参数仿真出一个网络分布，然后与原网络进行特征分布的比较。仿真过程中参数估计值将不断修改直到稳定，使仿真网络与原网络特征分布最接近。在最终模型中的参数估计值将指示不同的网络形成因素在网络形成过程中所起的作用。

表4.3 报告了指数随机图模型估计和假设验证的结果。该表中，第3列和第4列分别给出了参数估计值和标准差。当估计值大于等于标准差两倍时，可以认为参数是统计显著的[220, 221]。第5列给出 t - 统计量，指示收敛程度，该值应该小于等于0.1。第6列给出了假设的检验结果。本书使用 PNET 实现 ERGMs 的参数估计。区别于 t 检验结果中的不同显著性水平，该工具处理下的估计结果对显著性水平不做区分。

网络出度和网络入度参数估计均为正且显著，意味着优先连接在认同型情感支持关系形成过程中具有十分重要的作用，假设1.1 和假设1.2 均成立。认同型情感支持关系网络中存在着出度和入度的优先连接现象，这一结果与其他社会化媒体中的单向互动关系演化的研究[231] 相一致。在线健康社区中，已经获得多个用户点赞的病患用户更容易获得其他用户的认同型情感支持。与之对应，已经对多个用户点赞的用户更可能对更多用户提供认同型情感支持。该发现为优先连接理论[70] 在社会化媒体中的应用提供了新的证据。

表 4.3　指数随机图模型的估计结果

Table 4.3　Estimation Results of ERGM

变量名	假设	参数估计值	标准差	t - 统计量	结果
网络出度	H1.1	1.291*	0.078	0.004	支持
网络入度	H1.2	1.378*	0.084	0.060	支持
提供认同型情感支持经历	H2.1	0.260*	0.012	0.100	支持
获得认同型情感支持经历	H2.2	0.298*	0.019	− 0.029	支持
支持者活跃性	H3.1	0.724*	0.039	0.071	支持
被支持者活跃性	H3.2	0.696*	0.047	− 0.030	支持

注: t - 统计量 =（观察值 − 样本均值）/标准误差，参数统计值低表明参数在 MCMCMLE 过程中收敛

* 表示统计显著性

认同型情感支持经历在认同型情感支持关系网络的形成过程中的作用也被发现。提供和获得认同型情感支持经历对应参数估计均正向且显著，故假设2.1 和假设2.2 得到验证。病患用户过去的提供和获得认同型情感支持经历与其未来的提供和获得认同型情感支持的可能性呈现正相关。一方面，有提供认同型

情感支持经验的用户,更了解点赞功能的使用情境,更可能再次对他人提供认同型情感支持。另一方面,一个人获得认同型情感支持多意味着他善于发表容易受到认同型情感支持的内容,即具有易获认同的品质。这种品质可能是因为该病患用户分享更多对其他用户利益相关且有帮助的自我健康管理经验而获得感谢,也可能因为该病患用户频繁发布自身健康进展而获得更多鼓励。

支持者和被支持者的活跃性对认同型情感支持关系网络形成的影响也得到验证,假设3.1和假设3.2成立。相比非活跃用户,在线健康社区中的活跃病患用户更可能给予或获得更多病患用户的认同型情感支持。活跃的病患用户往往有更多在线健康社区参与热情,更喜欢为他人提供包括认同型情感支持在内的各种社会支持。同时,活跃用户通常具有更高的“出镜率”,更有可能获得更多用户的认同型情感支持。

综上,优先连接、病患用户的认同型情感支持经历、活跃性都对在线健康社区病患用户的认同型情感支持关系网络的形成过程有着重要作用。病患用户的入度、获得认同型情感支持经历以及活跃性使其获得更多用户的认同型情感支持。而病患用户的出度、提供认同型情感支持经历以及活跃性则使病患用户往往对更多用户提供认同型情感支持。三种因素在认同型情感支持关系形成过程中所起的作用从大到小排序为:网络度、活跃性、认同型情感支持经历。

4.3.2 拟合优度检验

本研究通过拟合优度检验(Goodness – of – fit Test)验证由我们所构建的网络模型对真实网络的拟合程度。首先,根据估计参数所构建的网络模型生成仿真网络样本,并比较其网络特征与真实网络特征的差异。两者差别越小,证明构建的模型与原网络拟合得越好,构建的模型也越好。

表4.4基于一系列网络特征统计展示了拟合优度检验的结果。表4.4中,第1列包含了模型中所使用的变量。第2列显示了网络数据中的实际观察值。第3列和第4列为1 000个样本仿真网络的均值和标准差。如果t – 比例均小于0.1,则模型可以看成是完美拟合网络数据[223]。检验结果显示所有估计参数的t – 比例均小于0.1,表明我们所构建的模型非常好地重现了真实网络。本章的研究结果能够很好地解释在线健康社区中认同型情感支持关系网络的形成原因。

表 4.4　拟合优度检验结果

Table 4.4　Results of Goodness – of – fit Test

变量	观察值	样本均值	标准差	t – 比例
网络出度	6 532	6 533	16. 92	– 0. 049
网络入度	6 532	6 531	15. 31	0. 058
提供认同型情感支持经历	20 466	20 463	141. 3	0. 021
获得认同型情感支持经历	21 607	21 603	114. 2	0. 038
支持者活跃性	3 282	3 284	37. 46	– 0. 048
被支持者活跃性	3 282	3 279	39. 34	0. 08

注:t – 比例 = (观察值 – 样本均值)/标准差

4.4　研究结论与讨论

获得情感支持是病患用户加入在线健康社区的主要目的之一。研究在线健康社区中情感支持关系如何形成于支持者与被支持者之间,对建立起病患用户个体特征与情感支持的提供和获取之间的关系,理解情感支持在在线健康社区中的分布情况具有重要意义。本章主要关注一类由点赞行为产生的认同型情感支持。此类情感支持的出现,在简化认同型情感表达方式的同时,也为观察在线健康社区中的情感支持二元关系提供了一个独特的机会。研究区分了支持者和被支持者,并同时考虑网络结构和个体属性对认同型情感支持关系形成的影响。研究结果显示认同型情感支持关系的建立是优先连接机制、个体过去经历和活跃性共同作用的结果。

本章研究是对在线病患网络研究和点赞行为研究的重要补充。首先,研究建立起认同型情感支持与网络结构、个体特征之间的关系。研究结果显示优先连接对认同型情感支持关系形成的重要作用,与社会化媒体中其他单向互动关系演化的研究[231] 相一致,表现出"富者愈富"的现象。同时,研究还发现个体偏好和活跃程度获得认同型情感支持经历和活跃性使其获得更多用户的认同型情感支持,而提供认同型情感支持经历和活跃性使病患用户对更多用户提供认同型情感支持。研究结果从整体上认识了认同型情感支持在在线健康社区中的分布情况以及不同病患用户提供和获得认同型情感支持的可能性。其次,本研究扩展了现有点赞行为研究的视角。现有关于点赞行为的文献大多局限于认识点赞功能的潜在价值,而缺乏对点赞行为的产生原因的探讨。对点赞关系生成机制的探索将有助于理解点赞行为的发生方式。

　　研究还具有十分重要的实践价值。病患用户能否在在线健康社区中得到足够的情感支持对在线健康社区的发展和用户自身的健康改善至关重要。对在线健康社区的提供者来说,本研究刻画了不同用户在认同型情感支持产生过程中的作用,研究结果有助于明确点赞功能的使用者和受益群体,以支持在线健康社区的提供者对用户进行分类管理,帮助更多的病患用户获得认同型情感支持。对在线健康社区的用户而言,网络度和过去经历均与用户的参与时间密切相关,因此,老用户在获得认同型情感支持过程中更具有"时间优势"。但新加入用户可以通过增强在线参与的活跃性的方式改变这一不利地位。

　　虽然研究具有重要意义,但也存在一定的不足。本章研究检验了病患用户的行为特征和网络特征在认同型情感支持关系形成中的作用,而其他因素如病患用户的健康特征也对认同型情感支持关系的形成具有潜在影响。其次,研究选择了糖尿病论坛作为研究对象,若选择其他主题如癌症的在线健康社区,研究结论是否仍与本章研究结果一致依然未知。接下来的研究工作将对这些问题进一步完善。

4.5　本章小结

　　本章关注由点赞行为产生的认同型情感支持。主要从社会网络角度出发,通过指数随机图模型研究在线健康社区中病患用户间的认同型情感支持关系是如何形成的。研究结果显示病患用户的入度、获得认同型情感支持经历以及活跃性使其获得更多用户的认同型情感支持。而病患用户的出度、提供认同型情感支持经历以及活跃性则使病患用户对更多用户提供认同型情感支持。对模型的评估结果表明所构建的模型能够有效重建原始网络。研究结果有助于从整体上认识认同型情感支持在在线健康社区中的分布情况以及不同病患用户提供和获得认同型情感支持的能力。

第 5 章　在线健康社区中竞争行为
对用户健康的影响研究

　　尽管在线健康社区的价值被逐渐认可,越来越多的病患用户加入到在线健康社区,但在线健康社区用户能否最终实现改善健康的目的仍取决于其线下努力。而由于缺乏有效的监督和约束机制,在线健康社区的线上参与—线下健康行为的转化率通常很低[235]。因此,如何激励用户积极实践健康行为成为在线健康社区面临的一个重要挑战。为解决这一问题,在线健康社区提供者做出了大量努力。近年来,一些慢性代谢性疾病健康社区网站将目光转向竞争策略,通过引入竞争机制来激励用户实践健康行为以建立有效的生活方式干预。本章研究主要考查这一策略的有效性,探索在线健康社区能否通过引入竞争机制激励用户的健康行为实践,促进用户的健康改善。

　　与合作相对,竞争通常指一种至少两方参与的竞赛,竞赛中参与者努力争夺荣誉、资源、物品、认可等[154]。竞争活动与健康改善之间的关系,从本质上讲,是一个竞争-表现之间关系的问题。竞争-表现关系问题是竞争领域研究的基础问题之一,学术界关于竞争究竟是有益于还是有害于个人表现长期争论不休[157]。现有文献中,研究人员使用社会比较理论、自我决定理论、社会促进理论等理论从不同角度对两者关系进行解读(详细讨论可见于 2.3 小节),而这一领域的实证结果常随研究背景和任务复杂度的改变而发生变化。一种观点认为竞争将使人们变得更为雄心壮志,更具目的性而表现更好。如根据 Adam Smith 的《国富论》,竞争将带来效率,并能够为消费者提供更优质的服务[155]。相似结论常见于体育、销售等领域。持相反观点者则认为竞争损害个人动机,转移了个人完成任务的注意力,进而不利于个人表现[236],这种现象常见于科研、教育等领域。一项关于竞争-表现关系问题的元分析研究结果则显示竞争与表现之间并没有显著的必然联系[157]。总之,竞争-表现关系尚无统一认识,探索竞争与健康之间的关系需要更多研究进一步探索。

　　本章主要研究在线减重社区中患者间竞争行为对减重效果的影响。从一个大型在线减重社区获取数据,考查在线竞争对减重表现的激励作用。首先,根据是否参加竞争活动,将用户分为竞争组和非竞争组。为解决用户竞争参与选择导致的内生性问题,使用倾向分数匹配方法通过倾向性分数进行匹配,构建成员特征相似的控制组和处理组。然后,通过倍差分分析法,比较受到竞争影响前后参加"竞争"的用户与没有参加"竞争"的用户的体重改变差异,估计出由竞争引起的净影响。

本章研究具有十分重要的意义。首先,据作者所知,本研究是第一篇专门探讨在线健康社区中竞争行为与健康改善间因果关系的研究。该问题的研究可以帮助拓展对在线健康社区为患者带来价值的理解。学术界通常认为在线健康社区对健康改善的促进作用主要是基于患者间协作、相互支持的正向关系[1, 61],而患者间的竞争所代表的负向关系如何影响个人健康改善还有待研究。其次,已有研究往往通过问卷或简单统计分析比较在线健康社区功能对健康的影响,缺乏对特定功能对健康改善效果的准确提取。本书使用倾向分数匹配法和倍差分分析法相结合的方式,可以准确提取"竞争"模块的净影响。

本章中的剩余部分组织如下:首先,介绍竞争行为与减重之间的关系;然后,以倾向分数匹配和倍差分分析法为基础,构建本研究的实证框架,介绍数据收集情况并进行数据分析;接下来,对结果进行分析;最终,给出研究结论,并探讨研究意义和当前研究局限性以及未来研究。

5.1　竞争与健康

竞争作为人类社会中一种重要的社会刺激对帮助个人实践健康行为具有潜在价值。传统的健康行为如运动和平衡饮食结构往往由于要求过多的自我监控而导致高失败率。而竞争活动将自我监控下的患者健康管理转变为群体参与的健康比赛,试图通过建立外部激励的方式促进个人追求健康最大化。如果在线健康社区中的竞争活动能够有效激起个人医疗保健热情并最终促进健康改善,将使在线健康社区对用户的支持,不仅仅局限于提供相互支持和实现自我监控的平台,还可以帮助建立有效的激励机制。

以减重为例,根据社会比较理论[142],在竞争活动中,减重人士通过与其他竞争者比较减重结果,认识自己在减重过程中的表现。如果觉得自己落后于其他人,将驱使自己向表现优异者看齐。而社会独立性理论[163]则认为竞争活动中,失败的风险使竞争者容易产生自我怀疑和焦虑等负面情绪,削弱有效行为,进而妨碍减重表现。在关于竞争活动对减重效果影响的实证研究中,Brownell等人发现现实环境下的将竞争元素应用于健康促进活动能够有效降低参与人的流失率并增强减重效果[237]。但此研究结果并不具有广泛的意义,随后的基于虚拟竞争的研究得出不同的结果。如一项基于减重主题的视频游戏的研究发现竞争性的游戏玩家的减重成果并不优于其他人[238]。该文章给出的可能解释是该研究中的竞争过于激烈,体质弱的用户群体往往缺乏足够的动力。在线减重社区中的竞争活动是否存在对减重效果具有积极影响需要更多实证研究进一步探索。

实证分析在线减重社区中的竞争活动对体重改变的影响面临诸多挑战。首先,体重的控制是一个减重人士长期不懈的努力的过程。体重的改变受到许多可见和不可见的因素如运动量、饮食习惯的影响[239]并面临诸多障碍,如时间限制[37]。研究者很难直接观察到用户所有的离线行为。其次,减重人士存在显著的个体间差异,这些差异将影响个体在减重方面的努力程度和行为决策。而加入竞争活动是一个用户自选择(Self - selection)的过程。这种自选择可能引发内生性(Endogeneity)问题。如可能存在某种个人特质同时影响用户加入竞争的可能性和减重表现。因此,不能将竞争者或非竞争者的优异减重表现简单归因于竞争的影响。

5.2　在线健康社区中竞争行为对用户健康的影响的实证分析

5.2.1　实证框架

检验单因素因果作用最理想的估计方法是随机对照试验。随机对照试验将参与者随机分配到不同组中(常见的情形为两组:处理组和控制组)以确保参与者以相同的概率分配到两组中,在对不同组施加不同的处理影响后比较效果的差异。然而,由于费用和实际操作的限制,这样的试验很难在在线健康社区中实现。

学术界普遍认为准实验(Quasi Experiment)或自然实验(Natural Experiment)是实现随机对照试验相似目的的、有效的替代方案[240]。其中,自然实验要求事件对于原系统的外生性。而在本研究背景中,尽管竞争功能是由网站提供者引入,但用户对竞争的参与是主动选择的结果,因此,自然实验方法不适合于本章研究。

本章研究使用准实验估计竞争活动对减重表现的因果影响。准实验并非真实的实验,其设计与随机对照试验相似,区别在于准实验中参与者不是随机分配到处理组和控制组中。该方法常用于评估是否某项计划或某种干预达到了预期效果。准实验通常允许研究者通过制定规则人为控制分配。由于准实验中处理组和控制组可能无法在同一基准中比较,因此,准实验需要关注内部有效性,通过统计技术来控制这种偏见。其中,倾向得分匹配技术(Propensity Score Matching, PSM)是常见的通过匹配参与者优化分配过程以实现改善实验结果精确性目的的方法。

本章研究建立了一个准实验设计模拟随机试验,将用户分成两组:处理组(Treatment Group)和控制组(Control Group)。处理组由在线健康社区中有竞争活动参加经历的用户构成。这部分人的表现是本章研究关注的焦点。控制组由从未在在线健康社区中参与过竞争活动的用户构成。

本章研究使用倍差分法实现基于观察数据模拟的随机实验。倍差分法又称倍重差分分析法(Difference in Differences Analysis, DID)是实现自然实验和准实验常用的统计分析方法。该方法可以有效控制外生因素的影响,通过比较处理组和控制组用户事前、事后的表现差异估计出处理影响。通过倍差分法不仅仅可以对竞争者和非竞争者做一个横向比较,还对他们在竞争引入前后的改变做纵向比较。该方法中,平均处理效应(Average Treatment Effect on the Treated, ATT)可以由以下估计方法得到:

$$ATT_{\text{DID}} = E(Y_1^{\text{T}} - Y_0^{\text{T}} \mid D = 1) - E(Y_1^{\text{C}} - Y_0^{\text{C}} \mid D = 0) \tag{5.1}$$

其中,D 为一个指示竞争参与的虚拟变量。当 $D = 1$ 时,代表处理组;当 $D = 0$ 时,代表控制组。Y_0、Y_1 分别为事前、事后的结果。T、C 分别为处理组和控制组。根据该公式,对两项分别差分,得到各自的变化趋势;两者之间的第二次差分得到事件引起的净影响。

直接使用倍差分法分析观察数据存在一个问题。竞争活动的参与是一个用户自选择的过程。可能存在某种因素既影响病患用户加入竞争的决策,又影响其自身的减重表现。如与其他用户相比,具有强烈减重意愿的在线减重社区用户更可能参与并实践包括竞争在内的各种活动并取得良好的减重效果。因此,需要在评估竞争活动对减重表现影响时考虑由用户自选择引发的内生性问题。工具变量法是一种解决选择性偏见的常见方法,但本研究中很难找到与竞争参与相对应的、合适的工具变量。

如果能从观察数据中找到两个各方面特征相近的用户,一个用户参加了竞争,而另一个用户没有,则两者之间的健康改变差异可视为竞争行为的净影响。因此,倍差分分析应该是处理组和控制组成员在除了是否参加竞争活动以外的所有其他方面均相似的基础上完成。根据这一思路,本章研究通过另一种途径解决用户参与竞争活动的自选择问题 —— 通过倾向分数匹配技术建立一个与处理组协变量分布一致的控制组[241]。因此,为使处理组和控制组进行更合理的比较,本研究使用倾向分数匹配技术和倍差分法相结合的方式模拟随机试验对"竞争影响"进行无偏估计,这种处理方式已在前人的研究[242-244]中被证实能够取得很好的效果。

倾向分数匹配方法(Propensity Score Matching,PSM)是一种观察研究中经常使用的统计匹配技术,主要用于减少观察研究中混杂变量引起的偏见以使处理组和控制组在评估处理影响时更具可比性,进而强化准实验中的因果关系。该方法主要基于实例的倾向得分对观察数据中的处理对象和控制对象进行匹配以消除组别之间的干扰因素。

倾向分数匹配方法中,平均处理效应可以由以下估计方法得到[245]:

$$ATT_{\text{PSM}} = E_{P(X)|D=1}\{E[Y(1) \mid D=1,P(X)] - E[Y(0) \mid D=1,P(X)]\} \quad (5.2)$$

其中,D 为一个指示竞争参与的虚拟变量。当 $D=1$ 时,代表竞争组(处理组);当 $D=0$ 时,代表非竞争组(控制组)。$P(X)$ 为倾向得分,代表了在不变的协变量 X 的条件下,个体加入处理组的概率。$Y(1)$ 代表处理影响下的结果,$Y(0)$ 代表没受到处理影响下的结果。

通过倾向分数匹配可以得到与处理组特征相似的控制组。这一过程如图5.1 所示,其中,虚线方框分别对应倾向分数匹配之前的处理组和控制组,各种形状图形表示不同特征的参与者。基于倾向分数完成匹配之后,倾向得分相近

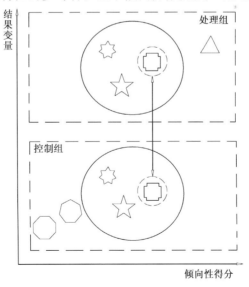

图 5.1 倾向得分匹配过程

Fig. 5.1 The Process of Propensity Score Matching

的处理组成员和控制组成员将被筛选出来(如图5.1中相连接的虚线圆圈),最终得到与实线圆圈部分的特征相似的处理组和控制组。

综上,本研究首先使用倾向分数匹配方法对处理组和控制组的倾向分数进行匹配,构建一个与处理组各成员在各种特征上相似的非竞争组成员组成的控制组。然后,通过倍差分法对相匹配的两个组进行比较,估计出竞争活动对减重的净影响。通过两种方法的结合使用,减少了评估过程产生的偏见。

5.2.2 数据收集

本章的研究数据来自于国外一个大型的减重主题在线健康社区。该网站建立于2006年,其宗旨是帮助人们控制体重。网站提供一系列工具以帮助用户自我反馈并跟踪体重以及与他人形成互动。注册用户可以撰写减重日志,加入不同兴趣的讨论组,参与论坛的讨论,参加减重竞赛等。用户可以通过网站开发的手机应用方便地操作网站中一些功能,如记录体重信息。

本章主要关注该减重网站中的"挑战赛"(Challenge)功能。该功能本质上是一种基于减重的竞争活动[16]。在挑战赛中,参与者在一个固定时间内被要求完成一个减重任务或从事某项减重活动(如在两周内减重7磅),并与其他参与者展开竞争。在挑战赛的主页上有参与者的减重榜单,减重越成功,排名越靠前。参与者可以浏览自己和其他参与者的体重改变情况。该社区中的第一个挑战赛建立于2008年7月28日,并开始于2008年8月2日。图5.2为该社区中一个挑战赛的页面截图。

挑战赛机制的引入为研究竞争对健康改善的净影响提供了一个很好的机会。根据用户是否参与竞争,可以将用户分为竞争组和非竞争组。比较两组在加入竞争前后的减重效果差异,进而估计出竞争对减重成果带来的影响。为实现这一目的,从目标减重网站收集了挑战赛模块引入之前的4个月和引入后4个月(2008年3月至2008年11月)的体重历史和参与记录(本章研究限定相对较短的竞争时间,使非竞争组成员与竞争组成员的比例足够大,以保证下文倾向分数匹配过程中非竞争组能够提供筛选出与竞争组特征相似的候选成员)。这两个时间在本章研究中分别称为第一阶段和第二阶段。

为避免由非活跃用户流失导致的计量分析中的面板流失偏见(Panel Attrition Bias),我们只考虑在第一个阶段和第二个阶段分别至少报告一次体重的用户,以确保能够捕捉到该用户在这一阶段的体重变化。研究还排除了那些在这一期间出现体重不大于目标体重情况的用户。这些用户可能不再有进一步减重的需求而转向维持体重,从而对本章的研究结果构成影响。最终,本章研究

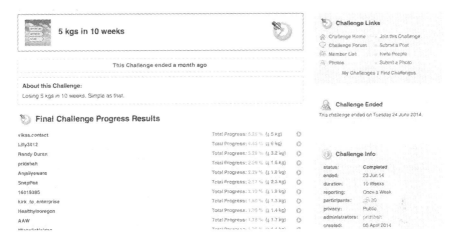

图 5.2　挑战赛界面

Fig. 5.2　Challenge Page

构建了一个含 1 098 个用户的、基于月份的非平衡面板数据集。其中,274 个用户曾经在第二阶段参与过竞争活动。本研究将目标用户每月报告体重的平均值作为当月该用户的体重值。

5.2.3　倾向分数匹配

本章研究使用 R 语言中的 MatchIt 包实现倾向分数匹配方法。该包主要用于解决观察研究中处理变量不能随机分配的问题,通过半参数或无参数匹配方法实现对数据的预处理。与其他实现相似目的的软件相比,MatchIt 包提供了大量的统计上、图形上评估匹配后协变量平衡性的方法。

为对原始控制组和处理组进行匹配,首先,确定刻画控制组和处理组成员特征的事前(竞争引入前)协变量,具体包括:用户最近一次报告的体重值 —— 最近体重、用户设定的想要达到的目标体重 —— 目标体重、参与在线减重社区时的体重 —— 初始体重,这个三个协变量主要测量个体间的身体差异;用户每月平均撰写减重日志量 —— 日志频率、用户每月平均发表通用论坛帖量 —— 通用论坛频率、用户每月平均发表小组论坛帖量 —— 小组论坛频率,这些变量主要测量用户对在线健康社区的使用情况。所有协变量均测量于竞争引入之前。

倾向分数匹配存在多种个体匹配方法,包括最近邻匹配法、最优匹配技术、遗传匹配法等。本研究使用最优匹配技术(Optimal Matching)进行个体匹配。其他方法如最近邻匹配法每次选择一个匹配的个体,往往缺乏对全局距离的检测[241]。而最优匹配技术主要通过最小化所有匹配对的平均绝对距离发现匹配样本。该算法在可供匹配的控制样本有限的情况下通常表现更好[241]。最终，经过最优匹配，我们得到 274 对匹配成功的处理组和控制组的成员。

为检验匹配后处理组和控制组的协变量分布的接近程度以及倾向得分匹配对两组差异的改善程度，需要全部数据和匹配数据进行平衡性（Balance）检验（现有研究通常采用对两组均值差异进行 t 检验的方式估计平衡性，但 Imai 等的研究指出这种方式存在严重误导性[246]，平衡性的诊断应该基于所有协变量）。表 5.1 和表 5.2 分别给出了处理组和控制组在原始数据和匹配数据的平衡性测量结果。平衡性检验的统计结果分别给出了原始数据与匹配数据中的均值、控制组标准差、两组均值差异、标准化平均差异、分位数 – 分位数（Quantile – Quantile, Q – Q）图的描述性统计（处理组、控制组之间的中位数、均值、最大值距离）。

表 5.1　所有数据的平衡性汇总
Table 5.1　Summary of Balance for All Data

变量	处理组均值	控制组均值	控制组标准差	两组均值差异	Q – Q 图中位数	Q – Q 图均值	Q – Q 图最大值
距离	0.293	0.235	0.076	0.058	0.016	0.058	0.352
最近体重	84.206	85.941	21.564	– 1.735	1.200	2.048	20.400
目标体重	67.200	68.677	13.621	– 1.477	0.900	1.464	15.800
初始体重	89.928	91.537	23.752	– 1.609	1.400	2.197	36.300
日志频率	4.790	2.931	3.376	1.859	1.000	1.871	8.000
通用论坛频率	1.467	0.369	1.492	1.098	0.000	1.088	24.750
小组论坛频率	0.035	0.004	0.060	0.031	0.000	0.028	2.500

两个表的第 2 列和第 3 列分别给出了原始数据和匹配数据中匹配前后的处理组和控制组协变量均值。两表中的第 5 列是由第 2 列和第 3 列之间的差值得到的匹配前后处理组和控制组协变量均值差异。处理组和控制组的均值差异反映了两组在相关变量上的接近程度。两者的均值差异值越大，意味着两者在实证分布中的偏离越大。

从表 5.1 中可以看到，大多数匹配前的处理组和控制组的协变量均值差异的绝对值大于 1，两者表现出明显的差异。表 5.2 显示了匹配后的平衡性结果，可以看到处理组和控制组的所有协变量均值差异在匹配后都变得很小，协变量的平衡性均有很大程度的改善。以最近体重为例，匹配前处理组的最近体重平均值与控制组之间差异为 – 1.735，而在匹配之后，两者间差异降低到 0.218。匹配数据中处理组和控制组的均值差异越小，意味匹配得越好，处理组和控制组越相似。

表 5.2　匹配数据的平衡性汇总

Table 5.2　Summary of Balance for Matched Data

变量	处理组均值	控制组均值	控制组标准差	两组均值差异	Q-Q 图中位数	Q-Q 图均值	Q-Q 图最大值
距离	0.293	0.276	0.113	0.017	0.001	0.017	0.255
最近体重	84.206	83.988	20.634	0.218	1.100	1.502	11.800
目标体重	67.200	66.549	12.881	0.652	0.900	1.175	11.300
初始体重	89.928	89.555	22.945	0.373	0.750	1.260	38.300
日志频率	4.790	4.361	5.046	0.428	0.333	0.485	5.500
通用论坛频率	1.467	0.944	2.423	0.523	0.000	0.523	24.750
小组论坛频率	0.035	0.011	0.103	0.024	0.000	0.024	2.500

　　表 5.3 为匹配前后处理组和控制组的平衡性的改善百分比。平衡性改善百分比由公式 $100[(|a|-|b|)/|a|]$ 计算得到,其中,a 为匹配前全部数据的平衡性,b 为匹配后的匹配数据的平衡性。从表 5.3 中,可以看到处理组和控制组的所有协变量的平衡性在匹配后均获得了很大程度的改善。其中,改善最明显的最近体重的平衡性改善程度高达 87.421%。

表 5.3　平衡性改善百分比

Table 5.3　Percent Balance Improvement

变量	两组均值差异	Q-Q 图中位数	Q-Q 图均值	Q-Q 图最大值
距离	71.335	96.451	70.580	27.415
最近体重	87.421	8.333	26.657	42.157
目标体重	55.852	0.000	19.771	28.481
初始体重	76.798	46.429	42.641	-5.510
日志频率	76.964	66.667	74.057	31.250
通用论坛频率	52.363	0.000	51.902	0.000
小组论坛频率	23.551	0.000	16.129	0.000

　　图 5.3 为一个 Jitter 图,每一个圆圈都代表了一个样本的倾向性得分。Jitter 图主要分成四层:没有匹配的处理组单元、匹配的处理组单元、匹配的控制组单元和没有匹配的控制组单元。从图 5.3 中可以看到顶层的没有匹配的处理组单元类别为空白,表示所有的处理组成员均得到匹配,匹配数据中不存在没有得到匹配的处理组成员。中间两层分别表示相匹配的处理组和控制组成员。底层的没有匹配的控制组单元类别表示没有得到匹配的控制组成员。这些成员将不会被放入随后的分析过程中。

　　图 5.4 为匹配前后的倾向得分密度比较柱状图。图 5.4 右侧的两幅图表示

倾向得分分布

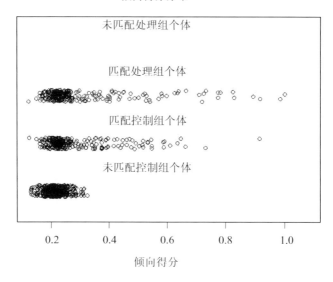

图 5.3　倾向得分分布

Fig. 5.3　Distribution of Propensity Scores

了匹配前的处理组和控制组的倾向得分密度分布,可以看到两者间存在显著差异。图5.4右侧的两幅图表示了匹配后的处理组和控制组的倾向得分密度分布,可以看到两者的差异明显减小。

　　综上,以上基于数字和图形上的平衡性检验表明倾向分数匹配方法可以有效构建一个与处理组各成员在各种特征上相似由非竞争组成员组成的控制组。倾向分数匹配所生成的匹配数据减少了干扰因素引起的偏见,使处理组和控制组在评估处理影响时更具可比性,进而强化了接下来将进行的倍差分分析在估计竞争活动对健康改善净影响时的有效性。

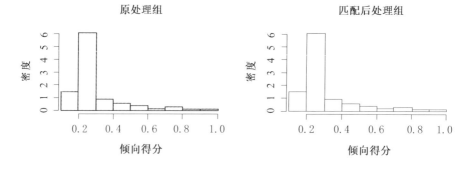

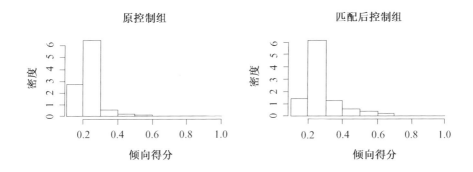

图 5.4　匹配前后倾向得分密度比较柱状图

Fig. 5.4　The Histograms of the Density of Propensity Scores

for Observations before and after Matching

5.2.4　倍差分分析

目标用户有体重报告的月份称为该用户的一个体重报告月。为构建评估健康表现的因变量,将目标用户最近一次体重报告月的体重作为该用户在当月的初始体重,当月体重与当月初始体重间的按月平均差作为当月的健康改善水平,即(体重$_b$ − 体重$_a$)/(b − a),其中 b 为当前体重报告月,a 为最近一次体重报告月。为控制其他潜在因素对减重效果的影响,加入两类控制变量。

首先,为减少个人异质性导致的影响,控制了用户参与时间的影响。该变量常见于在线参与领域的文献(如文献[73]),以控制用户的学习效应。老用户通常相比新用户具有更多的在线社区模块使用经验,但同时也更容易失去参与兴趣。以往研究中对该变量的测量主要通过计算目标用户的注册时间与当前时间的差值得到。为更适合本研究的背景,本研究采用该用户第一次报告体重的时间与当前时间的差值作为参与时间的测量。当用户注册网站时,该网站会要求用户设定具体的目标以帮助指导他们的减重计划。根据目标设定理论,目标的设定通常对工作的表现具有积极的影响[128]。目标趋近假设认为当目标接近时,人们会付出更多努力[247]。为控制潜在的目标接近影响,我们用当月体重与目标体重间距离代表目标接近程度。

除了可能受到竞争的影响外,用户还可能获益于参与该网站中的其他在线活动。用户可以通过在各种论坛中撰写帖子与他人展开交流的方式以获得社会支持,帮助自己实现减重的控制。除了常见的面向所有用户的论坛模块外,网站还在各讨论组和挑战赛中设立有功能性论坛模块。因此,我们的控制变量中还包含了通用论坛、小组论坛、挑战赛论坛。其中,挑战赛论坛主要为同一竞争活动下的参与者提供交流平台,减少竞争活动参与过程中参与者对挑战赛主题、内容、规则等的不确定性,具有辅助竞争活动的作用。因此,我们还进一步考查了挑战赛模块中附带的挑战赛论坛对竞争影响的调节作用。表 5.4 和表 5.5 分别为变量的定义和它们的描述性统计。

表 5.4　变量定义

Table 5.4　Variable Definitions

变量名	定义
减重	用户 i 在时间 t 时的减重量
参与时间	用户 i 从第一次报告体重到时间 t 的时间
目标距离	用户 i 在时间 t 时的当前体重与目标体重间的差异
通用论坛	用户 i 在时间 t 时通用论坛中撰写帖子数
小组论坛	用户 i 在时间 t 时小组论坛中撰写帖子数
挑战赛论坛	用户 i 在时间 t 时挑战赛论坛中撰写帖子数

表 5.5　变量的描述性统计

Table 5.5　Summary Statistics of Variables

变量	均值	标准差	最小值	最大值
减重	0.730	1.901	− 16.000	14.500
参与时间	7.271	4.850	0.000	22.000
目标距离	16.820	14.568	− 9.800	88.600
通用论坛	1.012	4.191	0.000	62.000
小组论坛	0.087	0.727	0.000	16.000
挑战赛论坛	0.278	2.306	0.000	93.000

　　在表5.6中报告了变量间的相关矩阵。该表中显示变量间相关系数最高为0.442,不存在潜在的共线性风险。为进一步考查变量间是否存在共线性,我们计算了方差膨胀系数(Variance Inflator Factors,VIFs)。发现所有的方差膨胀系数均小于2,意味着我们的参数估计将不会受到共线性的影响。

表5.6　变量间相关性

Table 5.6　Correlation between Variables

变量	1	2	4	5	6
参与时间	1.000				
目标距离	− 0.093	1.000			
通用论坛	− 0.076	− 0.054	1.000		
小组论坛	0.043	− 0.014	0.139	1.000	
挑战赛论坛	0.035	− 0.041	0.144	0.442	1.000
VIF	1.012	1.010	1.039	1.253	1.255

　　根据现有文献[73, 101, 248],本研究使用倍差分法剥离出净效应,构建如下估计模型:

$$y_{it} = U_i + M_t + p \cdot A_{i,t-1} + q \cdot C_{i,t-1} + \varepsilon_{it} \tag{5.3}$$

其中,i 代表用户;t 代表月份。因变量 y_{it} 是用户 i 在月份 t 的减重量。U_i 是一个用户的固定效应向量,用来控制用户间的不随时间改变的差异。M_t 是一个时间的固定效应向量,以控制由时间改变引发的季节性变动(Seasonality)和宏观振荡(Macro Shocks)。对用户固定效应和时间固定效应加以控制,使不同用户在不同月份间的减重效果具有可比性。A_i, t_{-1} 是一个用户的特征集向量,包含了参与时间、目标距离、通用论坛、小组论坛和挑战赛论坛作为控制变量。模型中参与时间使用对数形式(因为一些值可能等于 0。我们在取对数前,对原向量 X 加 1)。$C_{i,t-1}$ 是一个考查竞争影响的二元变量,当用户 i 在时间 t 及之前参与了至少一个挑战赛时 $C_{i,t-1} = 1$,从未参与则为 0。模型(5.3)中,我们主要关注 $C_{i,t-1}$ 对应的系数 q,代表了竞争对减重效果的影响。误差项 ε_{it} 解释了用户和时间的不可见差异。面板固定效益回归模型的残差经常存在异质性和自回归。因此,根据 Stock 等的建议[249],计算了基于个体层次的聚类稳健标准误差以获得更可靠的标准差。

5.2.5 结果分析

表5.7报告了实证分析的结果。该表中,模型1考虑了竞争效应、目标距离、参与时间、用户固定效应和时间固定效应。在模型2中,我们包含了通用论坛、小组论坛和挑战赛论坛以清除在线减重社区其他活动对减重的影响。模型3进一步考查了挑战赛模块中附带的挑战赛论坛对竞争影响的调节作用。

表 5.7　竞争对减重的影响

Table 5.7　Impacts of Competition on Weight Loss

变量	模型 1	模型 2	模型 3
竞争影响	0.350**	0.332**	0.326**
	(0.228)	(0.232)	(0.234)
目标距离	0.289***	0.289***	0.289***
	(0.036)	(0.035)	(0.035)
Log(参与时间)	− 0.194**	− 0.186	− 0.187
	(0.302)	(0.302)	(0.302)
通用论坛		0.018*	0.017*
		(0.012)	(0.012)
小组论坛		0.096*	0.096*
		(0.098)	(0.098)
挑战赛论坛		− 0.007	− 0.012
		(0.013)	(0.058)
挑战赛论坛 * 竞争影响			0.020
			(0.061)
个体的固定效应	Yes	Yes	Yes
时间的固定效应	Yes	Yes	Yes
样本量	1 769	1 769	1 769
R^2	0.283	0.287	0.287

注:系数值下的括号内为稳健标准误差

显著性水平 * 表示 $p < 0.10$, * * 表示 $p < 0.05$, * * * 表示 $p < 0.01$

模型1的参数估计结果发现竞争效应的二元变量系数为正向且统计显著,意味着竞争明显提高减重效果。进一步,模型2和模型3估计结果也发现竞争主效应中始终正向且显著,表明关于竞争对减重影响的估计结果是稳健的。这一结果证实了在线减重社区中竞争活动在激励人们实践减重活动上的有效性,该结果也与基于现实世界的减重竞争研究的结果[237]相一致,而与基于减重主题的视频游戏的研究结果[238]相反。以模型2的估计结果为例,竞争影响变量的估计参数为 0.332。与我们样本中用户的平均减重 0.730 相比,该估计值可以转换为增加了 45.479% 的减重,即竞争的影响导致减重效果增强 45.479%。

关于控制变量影响的估计结果,可以看到目标距离对减重有正向作用,与目标接近性假设相反,即当实际体重与目标体重越来越接近时,个体努力程度降低,从而增强减重效果。可能的原因是当个体的体重逐渐趋于正常时,其减重的外部压力也随之减小,从而降低了其进一步减重的动力。模型 3 的结果显示挑战赛论坛的调节作用不显著。原因可能是竞争活动的激励作用更可能来自于竞争参与的形式,而不是竞争活动的具体内容。因此,对挑战赛减重活动内容的进一步明确,并不会增加用户的减重效果。

综上,研究结果表明在线减重社区中的竞争活动对用户实践减重行为有激励作用,能够推动用户显著提高减重效果。

5.3　研究结论与讨论

5.3.1　竞争行为对健康改善的激励作用

如何激励用户实践健康行为是在线健康社区面临的一个重要难题。为考查竞争策略在激励用户实践方面的有效性,本章利用在线减重社区引入竞争模块的机会,建立了一个准实验设计模拟随机试验。首先使用倾向分数匹配方法,构建一个与处理组(竞争组)各成员在各种特征上相似的非竞争组成员组成的控制组。然后,通过倍差分法对相匹配的两个组进行比较,估计出竞争活动对减重结果的净影响。研究发现在线健康社区中的竞争活动对用户实践健康行为有激励作用,能够显著提高健康改善效果。研究结果与现实环境下的竞争 —— 健康表现关系研究[237] 一致,而与视频竞争游戏的研究[238] 相反。

在线健康社区中的竞争活动通过建立外部激励的方式,促进个人追求减重最大化。在线减重社区中的竞争活动首先构建了一个类似游戏的环境,将自我监控下的体重管理转变为群体参与的减重比赛,增加了减重者的参与兴趣和减重热情,提高了减重者的参与水平。之前的研究也发现社会化媒体中的竞争模块可以确保用户的高度参与[250]。其次,竞争者可以在同他人的竞争过程中获得社会效益(Social Effects)。其他竞争者的存在形成了一种伴随支持,使参与者感觉他们在减重征途上并不是自己一个人而表现得更加积极[251]。其中,竞争活动中表现优异者的减重成果可以被所有竞争者看到,增强了他们对在线减重社区参与以及减重活动实践的有效性的信赖。此外,根据社会比较理论[142],

用户在竞争过程中通过与其他竞争者的比较不断评估自己的减重表现,帮助他们确定自己在完成减重活动中的努力程度。如果他们感觉自己在挑战赛中落后,将会改变自己与竞争中的表现优异者看齐。总之,竞争为在线健康社区用户提供了一个有效推动实践健康行为的激励机制。

5.3.2　研究意义和局限性

本章研究在理论和实践上均有十分重要的意义。首先,我们的工作贡献于竞争－表现领域,据作者所知,本研究是第一篇系统探讨在线健康社区中竞争活动与健康改善间关系的研究。研究证实在线健康社区中的竞争活动能够促进个体的医疗保健表现,为竞争－表现关系研究在健康领域的探讨提供了新的证据。其次,研究拓展了我们对在线健康社区为患者带来价值的理解。现有研究通常认为在线健康社区对健康改善的促进作用主要是基于患者间协作、相互支持的正向关系[1, 61]。本章研究发现在线健康社区给患者带来的价值不仅仅局限在提供各种社会支持上,还可以通过竞争策略建立有效的激励环境,促使患者实践健康行为。此外,本章研究提取了在线健康社区特定功能对用户健康的净影响。已有研究往往通过问卷或简单统计分析比较在线健康社区功能对健康的影响,缺乏对特定功能的健康改善效果的准确提取。本章研究使用倾向分数匹配法和倍差分析法相结合的方式,提取出了"竞争"模块的净影响,为其他考察功能有效性研究提供方法参考。

本研究还对在线健康社区设计人员和用户具有实际价值。根据本研究结果,竞争策略可以看作是提高用户在线参与和健康行为实践转化的有效方法。这一发现十分重要,因为当前具有竞争模块的在线健康社区的比例还很低,竞争形式也相对简单。本研究的发现可以为在线健康社区中竞争策略的推广和创新提供支持。从用户角度讲,缺乏自我约束的用户可以通过参与竞争获得外部激励以投入更多健康改善的努力。

尽管本章研究具有重要意义,但仍存在一定的局限性。本章研究假定用户在使用在线减重社区时,报告了真实的体重。而事实上,竞争可能会增加表现不佳的参与者出现作弊行为的风险。表现不佳的竞争者可能会通过虚报体重以保全面子,取得胜利[252]。这种现象可能会导致我们高估竞争活动对减重效果的影响。此外,本章研究没有考虑竞争任务的复杂度的影响,而该因素在之前研究中被发现可能影响参与者表现[238]。

5.4 本章小结

在线健康社区用户的线上参与 — 线下健康行为的转化率通常很低。为激励用户实践健康行为,一些在线健康社区引入竞争机制。然而,这一策略的有效性还不明确。为回答竞争究竟是有益于还是有害于个人健康表现的问题,本章研究从一个大型在线减重社区获取数据,考察在线竞争对减重表现的净影响。为克服竞争参与用户的自选择问题,本研究使用倾向分数匹配和倍差分法模拟随机试验对在线竞争对体重改变的影响进行无偏估计。最终发现竞争活动对病患用户实践健康行为有激励作用,能够促进病患的医疗保健表现。研究支持了竞争策略的有效性并拓展了对在线健康社区价值的理解。

第6章 在线健康社区中持续竞争行为的影响因素研究

研究显示病患用户对健康信息技术的使用往往缺乏黏性[28, 253]。在线健康社区中,由于病患用户通常为"自愿参与",大量用户在参加一次或几次后就永久离开,导致病患用户高度流失,严重制约了在线健康社区的发展[28]。同时,短暂的、低效的用户参与限制了在线健康社区服务对患者健康改善的支持,导致病患用户无法从在线健康社区中得到应有的健康改善成果[170]。因此,如何推动病患用户的持续参与已经成为在线健康社区面临的一个重要挑战。

本章在上一章验证竞争行为对健康改善促进作用的基础上,对在线健康社区中病患用户的持续竞争行为的影响因素展开研究。尽管上章研究发现竞争行为能够促进医疗保健表现。但慢性病治疗的长期性需要患者付诸长期的、不间断的努力。以减重为例,短期的大量减重甚至减重目标的实现并不意味着最终的减重成功。许多减重人士在减重成功后的较短时间内,都出现体重反弹的问题[254]。因此,在线健康社区对慢性病管理的干预需要在用户长期参与的情况下才能真正发挥作用。

现有研究探索了病患用户参与在线健康社区中的动机[94]。然而,这些因素并不能很好地解释在线健康社区中的持续参与行为。许多影响用户后续行为的因素只有在初次行为完成之后才会形成[84]。由于在线健康社区既是一个在线社区,同时也是一个医疗保健项目。因此,在线健康社区的持续参与研究涉及在线社区的持续参与和医疗保健项目的持续参与两个研究领域。

现有在线健康社区的持续参与研究往往将用户持续参与的原因归于社区交流和交流中的获益[85, 86]。然而,这些机制是否适用于在线竞争活动持续参与的解释仍然未知。传统的在线社区主要以交流为基础。相比之下,挑战赛中竞争元素的使用更强调目标的实现,而交流的优先级被降低。交流对竞争活动患者是否依然重要仍需进一步研究。如一项关于角色扮演的游戏表明社交性和交流性对消费者对该游戏的忠诚度并不重要[255]。与此同时,一些社交活动如挑战赛外的交流可能会导致挑战赛用户的精力和兴趣的转移,使他们从挑战赛中流失。社区回应可以看作是用户的外部奖励,而根据动机理论,外部动机将会损害内部动机[256]。外部动机的影响也会随着时间逐渐减小[257]。本章将系统研究交流是否以及如何影响用户对竞争活动的持续参与。

社交元素在游戏等竞争活动中被广泛使用[258]。其他相似任务的玩家存在可以帮助玩家彼此监督进度、设立预期和相互鼓励。活动内玩家间的交流可以带来凝聚性[259]和亲缘感,并形成社会强化[258]。除在线减重挑战赛外,在线健康社区还有小组论坛、通用论坛等交流模块。小组论坛被设计为具有共同兴趣的成员交流。通用论坛主要为更广泛的用户提供问答、信息分享的平台。通用论坛和小组论坛的这些竞争活动外的交流资源的建立可以帮助我们区分竞争活动的内外部交流,进一步从结构角度分析关系强度的影响[260—262]。根据弱连接理论,松散的、较弱的关系通常被认为是获取新信息的重要资源[187, 261]。竞争活动外的交流因此更能够帮助用户满足信息需要。相反,竞争活动内部的交流往往更为紧密,更容易起到增强用户凝聚性的作用。在在线健康领域,用户通过交流获得社会支持。社会支持往往有不同的形式,如信息分享、关心的表达等。这些不同类型的支持使竞争者更好地理解竞争任务和实现途径,并从交流中获得鼓励,增强患者对社区的依赖感满足了人们的不同需求。在区分社会支持的不同来源和类型后,我们将可以对社会支持进一步量化和比较不同来源、不同类型社会支持对竞争活动参与的影响。除社区交流,健康的改善、竞争的特征等因素也对在线健康社区的竞争活动的长期参与具有潜在的影响,本章研究将对这些因素加以控制。

为对在线健康社区中病患用户的持续竞争行为的影响因素进行实证分析,本章从一个大型减重社区中收集纵向数据以获取随时间变化的用户竞争参与情况和用户健康状况以及其他在线社区活动的变化。研究同时考虑了社区交流、体重改变等多种因素的影响,通过 Cox 比例风险模型对用户在何种条件下以及何时终止竞争行为进行生存分析。我们考虑在线竞争活动的内部交流和外部交流并检验它们对在线减重活动持续参与行为的影响。进一步,我们利用文本挖掘技术识别不同内容类型的社会支持,然后研究不同来源和不同类型社会支持下的影响。本章研究将会帮助理解社交行为在竞争活动中的作用。研究结果对促进病患用户的持续参与,充分发挥在线健康社区服务对患者的健康改善,对竞争活动的合理设计等方面具有重要意义。

本章中的剩余部分组织如下:首先,提出在线健康社区中持续竞争行为的影响因素的研究假设;然后,介绍生存分析方法和数据收集情况;接下来,进行数据分析并对结果进行探讨;最终,给出研究结论,并探讨研究意义和当前研究局限性以及未来研究。

6.1 在线健康社区中持续竞争行为影响因素的研究假设

由于在线健康社区是以在线社区为基础的医疗保健服务平台。因此，在线健康社区的持续参与研究涉及在线社区的持续参与和医疗保健项目的持续参与两个研究领域。

6.1.1 交流来源对持续竞争行为的影响

现有在线社区研究认为社区交流和交流中的获益对在线社区中的持续参与行为至关重要[85, 86]。研究人员认为社区交流对在线社区中的持续参与的影响具体通过社区回应发挥作用[87, 180]。根据期望确认理论，用户在在线社区交流中获得来自其他社区成员的回应将使用户获得好处并对此次社区参与感到满意，进而加强继续参与的意愿而进行下一次参与。在获得支持的过程中，用户相信自己具有价值，被关心，被爱护，被尊重，与其他用户结成具有相互责任的共同体。

社区交流同样是在线健康社区存在的基础[263]。通过社区交流，大量有相似疾病经历、共同健康兴趣的人在虚拟空间中自组织地聚集在一起，分享经验，讨论问题[11]。在线健康竞争活动本质上是一种社交活动。竞争活动成员间的交流是活动体验的重要方面之一[185, 264, 265]。因此，与其他参与者的愉快交流将更可能使用户对参与经历感觉满意[185]。社区交流还能够为用户带来一种亲缘感，增强他们参与的动力[258]。

除竞争活动的挑战赛模块外，在线减重社区通常还有其他的社交模块（如本章研究中的群组论坛和通用论坛）。这些模块都在竞争活动外部，竞争活动参与者可以使用这些社交模块并获得社会支持。为区分两种交流，本章研究称竞争活动内部的交流为"内部交流"。内部交流主要由参与同一竞争的用户组成，主要起着辅助竞争活动的作用。一方面，竞争论坛中的交流增进竞争对手彼此间的了解，并确定竞争对手的竞争能力[263]，同时方便了竞争者之间对竞赛任务完成过程中产生的问题进行探讨，消除了竞争参与过程中的不确定性。另一方面，竞争论坛中竞争者之间可以相互鼓励，激励竞争者的持续参与。另一类为健康社区中的通用论坛和小组论坛交流（讨论话题通常与竞争活动没有直接联系，本章研究称之为外部交流），主要为社区用户寻求和提供社会支持提供平台。外部交流可以增强患者用户间的相互联系和对社区的归属感，加强用户对在线社区的认同[266]，使用户将自己作为社区的一分子[267]。这些社交模块还可以协助用户获取信息以满足他们在减重过程中的信息需求。这些好处使用户对参与社区活动有积极的感受并增强了他们对所在在线健康社区的忠诚度和信任[268],培养成员间的相互依赖感以及社区的归属感[173],建立成员间的相互信任[263]。对社区的忠诚度将使他们愿意花更多时间在社区中包括参与竞争活动在内的各种活动。他们对虚拟社区的信任进一步转换为对其各模块的信任。如研究显示在线游戏社区中对社区的信任和感知社交价值,将会促使用户持续参与社区中的游戏[269]。因此,对挑战赛用户而言,他们从外部交流中获得的对社区的感知价值,将会加强他们对竞争活动的信任,进而提高他们持续参与竞争活动的可能。因此,本章研究根据以上阐述提出以下假设:

H1:社区回应能够促进用户在在线健康社区中的持续竞争行为。

H1A:内部回应能够促进用户在在线健康社区中的持续竞争行为。

H1B:外部回应能够促进用户在在线健康社区中的持续竞争行为。

6.1.2　交流内容对持续竞争行为的影响

现有研究认为患者用户参与在线健康社区交流主要获得社会支持。这些支持可以分为情感支持、信息支持和伴随支持[270]。在在线健康领域,社区回应对持续参与的重要作用同样得到一些研究的支持[96, 180]。Wang Y 等将在线健康社区交流帖分成情感支持和信息支持,发现获得情感支持相比信息支持更能够增加患者对在线社区的依赖和社区其他成员的信任,进而减少社区的用户流失[96]。Wang X 等的研究通过文本挖掘技术在将帖子分成情感支持、信息支持和伴随支持的基础上,进一步按支持的供体和受体关系区分为提供支持和寻求支持,发现寻求型情感支持和伴随支持可以使用户在健康社区的停留时间更长[97]。

当用户参与在线竞争活动,用户往往困惑于活动的确切任务和规则,在完成过程中也会面临一些问题,导致他们会希望寻求来自其他参与者的信息支持。如果信息得到满足,他们会获得积极经历并更可能有效完成任务。同时,用户可以通过竞争活动中的交流获得情感支持,如鼓励、理解、耐心。如当用户在较难的任务中面临挫折而沮丧、抱怨时,来自其他用户的鼓励将促使用户坚持。而其他用户的伴随支持将使用户感觉到自己不是一个人在完成任务,并能观察到其他参加者完成任务的进展而受到激励。

所有三种支持,信息支持、情感支持和伴随支持都有可能影响用户的持续参与竞争行为。基于交流内容而形成的不同种类社会支持对持续竞争行为的影响可能不同,其中一种或几种支持的影响可能强于其他类型的社会支持,而这种差异可能受到来源的影响。对于本章所研究的在线健康社区而言,用户面临来自内部和外部的交流,所感受的关系强度有较大差异。内部交流中的用户之间的关系更为紧密、亲近,而外部交流中的用户关系较为松散、疏远。根据 Granovetter 的弱连接的优势研究,局部性的、距离相对较短的连接具有更高的关系强度,相比该关系具有的信息价值,更多体现在其加强关系的作用[187, 261]。因此,内部交流更强调情感支持和伴随支持,促进彼此认同和内部凝聚性[62, 271]。与此同时,松散的、距离相对较远的连接,通常被认为强度较弱,但往往成为更多样的、更新颖信息的来源[187, 261]。因此,相比情感、陪伴的作用,外部交流更强调其信息价值。来自外部交流的信息支持将使用户体会到在线社区的价值,从而增加他们参与社区其他活动的动力。因此,本章研究提出如下假设:

H2:来自内部交流和外部交流的信息支持、情感支持和伴随支持均能够促进用户在在线健康社区中的持续竞争行为。

H2A:内部交流中情感支持和伴随支持对持续竞争行为的作用更大。

H2B:外部交流中信息支持对持续竞争行为的作用更大。

6.2 在线健康社区中持续竞争行为的影响因素的实证分析

6.2.1 生存分析方法

本章研究不仅仅关注用户参与竞争活动的流失问题,还进一步研究影响用户持续参与时间长短的因素。因为持续时间为正值,所以线性回归模型不是特别理想的方法。更重要的是,线性回归不能有效处理观察数据中的删失(Censoring)问题。删失主要指生存时间信息的不完整。比较常见的是右删失(Right-censoring)问题,即事件发生在最后观察时刻之后[272]。该问题主要由于事件发生在观察期终点之后或参与者在事件发生前流失导致。如在临床实验中,患者可能在实验结束时仍然存活,或是在实验终止前脱离实验。删失影响了参数估计的有效性。为解决上述问题,本章研究使用 Cox 比例风险模型(Cox Proportional Hazard Model)对观察数据进行生存分析。

生存分析通常用于对事件发生的时间进行检验和建模。Cox 比例风险模型作为一种重要的生存分析方法,主要用于检验协变量与生存分布之间的关系。该模型通过风险函数检验多种因素对生存时间的影响。相比其他统计方法,Cox 比例风险模型在分析持续参与时间上具有以下优势:首先,Cox 比例风险模型对基准风险函数没有任何假定,可以为任意非负函数;其次,Cox 比例风险模型可以同时分析多个因素对生存时间的影响,且允许加入随时间改变的协变量[272];最后,Cox 比例风险模型允许数据中存在右删失[272]。

除普遍用于临床研究中的病患死亡风险分析外,Cox 比例风险模型还可用于分析"事件发生时间(Time-to-event)"的问题,如客户流失时间、出狱人员重新入狱时间。同时,该模型也是研究在线社区用户持续参与问题的常用方法[86, 97]。

Cox 比例风险模型的数学形式见模型(6.1),

$$h(t,x) = h_0(t)\mathrm{e}^{\sum_{i=1}^{n}\beta_i x_i} \tag{6.1}$$

其中,$h(t,x)$ 为危险率,是一个流失的条件概率,该概率与协变量成比例。$h_0(t)$ 是基准风险函数,可以是关于时间 t 的任意非负函数,表示不受解释变量影响的失败率。$x_1,x_2,\cdots,x_n$ 代表了不同的解释变量。$\beta_1,\beta_2,\cdots,\beta_n$ 为待估回归系数。当 $\beta_i = 0$ 时,意味着解释变量 x_i 与生存时间 t 之间没有必然关系。当 $\beta_i < 0$ 时,解释变量 x_i 将会降低事件发生的风险率。当 $\beta_i > 0$ 时,则表示解释变量 x_i 将会提高事件发生的风险率。$\exp(\beta_i)$ 为解释变量 x_i 的风险率。在本章研究中,"事件"指竞争者用户不再参加在线健康社区中的竞争活动。生存时间为用户首次和末次参加竞争所间隔的时间。

Cox 比例风险模型是一种半参数多变量生存分析方法。由于基准风险函数 $h_0(t)$ 可以采用任何形式,协变量以线性形式进入模型。因此,不同解释变量下的观察值 i,j 所对应的线性预测函数可以分别写成:

$$\eta_i = \beta_1 x_{i1} + \beta_2 x_{i2} + \cdots + \beta_k x_{ik}$$
$$\eta_j = \beta_1 x_{j1} + \beta_2 x_{j2} + \cdots + \beta_k x_{jk}$$

两者之间的风险率可以表示为,

$$\frac{h_i(t)}{h_j(t)} = \frac{h_0(t)e^{\eta_i}}{h_0(t)e^{\eta_j}}$$
$$= \frac{e^{\eta_i}}{e^{\eta_j}}$$
$$= \exp\{\beta_1(x_{i1} - x_{j1}) + \beta_2(x_{i2} - x_{j2}) + \cdots + \beta_k(x_{k2} - x_{k2})\}$$

因此,Cox 模型是一个比例风险模型,独立于时间 t。

6.2.2 数据收集与变量

6.2.2.1 数据收集

本章的研究背景依然是上章选定的大型在线减重社区。该平台拥有一系列功能,包括通用论坛 —— 主要用于用户公开交流,兴趣小组 —— 由共同特点兴趣的用户聚集而成并设有小组论坛。特别的是,该平台拥有挑战赛功能。该功能下,管理者发布一个减重任务(如每天运动 30 分钟)并设定一些参数,如开始时间、活动时长。一旦任务发布,社区用户就可以申请并在限定的时间参与其中。本章研究主要对该社区用户对网站挑战赛模块持续参与的影响因素进行分析。网站中的第一个挑战赛建立于 2008 年 7 月 28 日,并开始于 2008 年 8 月 2日。我们收集网站中从 2008 年 8 月 2 日到 2013 年 12 月 20 日(共 281 周)的挑战赛以及参加挑战赛的用户活动信息。

由于用户在自我报告体重中可能存在失误或错误,造成所报体重不合理和不一致的现象。所以根据文献[46]的建议,我们对数据进行如下处理:① 去掉开始体重或目标体重为 0 的用户;② 去掉目标体重大于开始体重的用户;③ 去掉开始体重与目标体重之差小于 3 千克的用户。

为使用 Cox 比例风险模型进行生存分析,需要识别用户流失事件的发生。当目标用户长时间没有参加任何竞争时,可以认为是该用户流失事件的发生。因此,本章研究假定如果目标用户在最后 12 周中没有参加任何竞争活动,即认为该用户已经停止使用挑战赛,流失事件发生。用户的持续参与的时间为该用户第一次参与到最后一次参与的时间间隔。为避免截止时间选择对结果的影响,本研究还进一步将停止竞争的截止时间假定在最后 4 周和最后 20 周。

为减少数据右删失的影响,我们排除在最后 20 周内第一次参加竞争的用户。最终得到数据包含 4 054 个挑战赛,27 378 人。用户在线减重社区中对竞争活动的持续参与随参与时长的变化可见图 6.1。如图 6.1 所示,用户在参与时长在 10 周～20 周之间时发生大规模流失,只有不到 20% 的用户在 20 周后依然继续参加竞争活动。

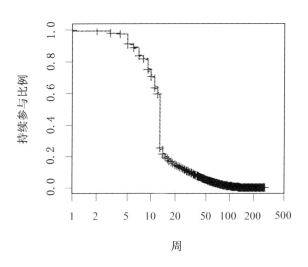

图 6.1 用户持续参与变化

Fig. 6.1 User Continued Participation across Time

6.2.2.2 变量

根据用户是否以及何时参与竞争活动,我们获取了该用户参与竞争活动的生存时间持续参与时长。该变量通过计算用户第一次出现和最后一次出现的间隔时间计算得到。

被解释变量

竞争者在在线减重社区中的交流可以分为两类:一类为竞争者所参加竞争模块中所附带的挑战赛论坛的内部交流。该论坛主要具有支持竞争的作用,减少竞争活动参与过程中的不确定性,为同一竞争中的参与者对竞赛任务的探讨提供平台。另一类为通用论坛和在小组模块中设置的小组论坛的外部交流。这些论坛通常是在线减重社区用户获取社会支持的主要场所,支持社区成员就共同关心的健康问题展开交流(通常与竞争无关)。这一类交流可以增强患者用户间的相互联系和对社区的归属感。因此,本章研究使用挑战赛论坛回应、通用论坛回应、小组论坛回应来测量在线健康社区中的社区回应情况。

除社区交流相关解释变量外,Cox 比例风险模型中还放入其他重要的潜在影响因素作为控制变量。表 6.1 给出了本章研究中解释变量的定义。在实际的生存分析运算中,对每个用户 i 还将进一步确定时间 t 对应该用户的生存时间(持续参与时间)中的位置。如某用户从第 2 周开始参与,则第 2 周对应其在生存时间中的位置为$(0,1)$。

表 6.1　变量定义

Table 6.1　Variable Definitions

变量名	定义
挑战赛论坛回应$_{it}$	用户 i 在时间 t 是否得到来自挑战赛论坛的回复
通用论坛回应$_{it}$	用户 i 在时间 t 是否得到来自论坛的回复
小组论坛回应$_{it}$	用户 i 在时间 t 是否得到来自小组论坛的回复
体重改变$_{it}$	用户 i 在时间 t 报告体重的平均值与上一次报告体重间差值
挑战赛时长$_{it}$	用户 i 在时间 t 参加挑战赛的平均时长
挑战赛规模$_{it}$	用户 i 在时间 t 参加挑战赛的平均参加人数

除以上主要变量外,模型中还包含了以下控制变量:

体重改变

根据期望确认理论,用户对某种服务的持续使用意图是由其对之前使用的满意程度决定的[127]。用户在竞争参与过程中感知到的减重效果将决定用户对参与期望的确认,进而影响对竞争活动的持续参与意愿。影响竞争者对竞争参与满意度的直接感受是体重的变化。因此,本章研究模型对体重改变加以控制。同时,目标设置被认为会对持续参与具有潜在的促进作用[253],尤其当个体能够观察到实现进程时[129]。目标趋近假设认为当目标接近时,人们会付出更多努力[247]。因此,当前体重与目标体重间距离 —— 目标距离也将影响用户对竞争参与的满意度。为控制目标接近程度的影响,我们把目标距离作为控制变量。

竞争规模

之前的研究认为用户所在在线用户团体(社区)规模对用户的参与行为具有影响。如一项检验用户团体规模大小对维基百科的贡献动机影响的研究显示用户团体规模的减小将损害用户对社区的贡献动机[73]。该文将原因归结为社会效益,缩减的团体规模减少了用户参与社区带来的社会效益。而另一项研究显示在线社区中的用户规模对在线活动同时存在正面和负面两种影响[273]。除影响参与动机外,研究发现团体规模的大小还影响用户参与的持续性[86]。同一竞争中,参与人数的多少反映了该竞争吸引力的大小,并决定了该竞争的激烈程度和竞争者的参与热情。因此,本章研究对目标用户在一周中参与竞争的平均规模加以控制。为进一步控制挑战赛的异质性,本章研究还将挑战赛时长作为控制变量。

表 6.2 给出了这些解释变量的描述性统计和每对解释变量间的相关系数。根据表 6.2,可以看到所有解释变量及控制变量间的相关系数均远小于 0.20。

我们计算了这些变量的方差膨胀因子(VIFs),最高的为 1.03,远远小于 10。因此,对参数的估计不会受到变量间共线性的影响。而由于预测变量的方差较大,变量的分布可能不呈现正态。为减小这一影响,我们对所有预测变量对数化。

表 6.2 变量的描述性统计和相关性

Table 6.2 Summary Statistics and Correlations

变量	均值	标准差	1	2	3	4	5	6
体重改变$_{it}$	0.002	0.006	1.000					
挑战赛论坛回应$_{it}$	0.093	1.836	0.029	1.000				
通用论坛回应$_{it}$	0.149	5.558	0.018	0.028	1.000			
小组论坛回应$_{it}$	0.127	4.445	0.010	0.031	0.013	1.000		
挑战赛规模$_{it}$	156.600	143.672	− 0.007	− 0.014	− 0.006	− 0.004	1.000	
挑战赛时长$_{it}$	63.240	21.568	− 0.073	− 0.027	− 0.011	− 0.010	0.149	1.000

6.2.3 实证结果

本章研究使用 R 包 Survival 实现参数估计过程。表 6.3 报告了本研究利用 Cox 比例风险模型进行生存分析的结果。表中分别列出了截止时间为最后 4 周、最后 12 周和最后 20 周的参数估计结果和风险率。

表 6.3 生存分析结果

Table 6.3 Results of Survival Analysis

变量	估计系数 (4 周)	风险率 (4 周)	估计系数 (12 周)	风险率 (12 周)	估计系数 (20 周)	风险率 (20 周)
挑战赛论坛回应	− 2.248***	0.106	− 2.245***	0.106	− 2.236***	0.107
通用论坛回应	− 0.733***	0.481	− 0.721***	0.487	− 0.724***	0.485
小组论坛回应	− 0.516***	0.597	− 0.522***	0.594	− 0.502***	0.606
体重改变	− 23.550***	0.000	− 23.520***	0.000	− 23.900***	0.000
挑战赛规模	− 0.019*	1.000	− 0.041*	0.960	− 0.048*	0.953
挑战赛时长	− 1.694***	0.184	− 1.755***	0.173	− 1.761***	0.172

注:显著性水平 *$p < 0.05$,**$p < 0.01$,***$p < 0.001$

以最后 12 周为例,挑战赛论坛回应系数为负且显著($− 2.245, p < 0.001$)意味着竞争活动的内部回应积极影响持续竞争行为,H1A 得到验证。如图 6.2 所示,通用论坛回应和小组论坛回应系数为负且显著,即外部回应同样可以促进

持续竞争行为。外部回应增加用户对平台的信任,进一步增加了竞争活动的黏性,因此 H1B 得到验证。关于 H1A 和 H1B 的检验结果支持了 H1,社区回应对持续竞争行为的促进作用得到验证,该结果与其他在线社区如创新社区的持续参与研究结果相一致[87, 180]。

虽然通用论坛回应和小组论坛回应对持续竞争参与具有积极影响,但它们的影响小于挑战赛论坛回应。挑战赛论坛的显著的促进作用也表明了在竞争模块中,为竞争者间提供交流场所的必要性。此外,体重改变对在线竞争的持续参与表现出显著的积极影响。对于挑战赛的异质性,挑战赛本身的时长能够在用户持续竞争参与过程中起到积极作用,而挑战赛规模的影响较小。根据之前研究[273]的解释,用户规模对在线活动作用比较复杂,可能同时存在正面和负面两种影响。用户更喜欢持续参加受欢迎的、长期的挑战赛论坛。不同截止时间下的估计结果基本一致,意味着我们的结果稳健。

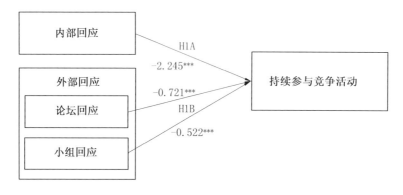

图 6.2　社区回应影响的估计结果

Fig.6.2　Results of Community Response Effects

根据 Wang Y 等人的研究,不同类型的社会支持对用户在在线健康社区中的持续参与具有不同影响[96]。因此,为考察在线健康社区中何种论坛、何种社会支持类型对用户持续参与行为具有积极影响,根据 Bambina 的研究[98],本章研究进一步将论坛的回应按内容分为信息支持、情感支持和伴随支持。具体过程如下,从在线健康社区中的论坛数据中随机抽取 1 000 条,由两名在读博士生按表 6.4 的说明分别浏览这 1 000 条数据并人工标注类别,然后对比两人的标注结果,对标注一致的结果进行采纳,不一致的由两人进一步讨论确定最终标注结果。为确保人工标注的准确性,对每条评论标注具体的内容类型,并对判断依据的关键词、句进行标注。采用 lingpipe 的情感分析模块对不同类型的论坛的回应按内容分为信息支持、情感支持和伴随支持 3 类,社会支持分类结果如表6.5所示。

表6.4 标注的分类依据

Table 6.4 The Classification Criterion of Tagging

社会支持类别	标注依据
信息支持	Advice 给他人提供建议
	Referral 给他人推荐
	Teaching 教授他人
	Information broadcasting 信息广播
	Personal experience 将自己的个人经验分享给他人
情感支持	Understanding/Empathy 理解／同情(对不幸的事情)
	Encouragement 鼓励
	Affirmation/Validation 肯定／确认有效
	Sympathy 同情,有同感
	Caring/Concern 关心／关切
伴随支持	Chatting 闲聊
	Humor/Teasing 幽默／调侃
	Groupness 团体感
	Seek buddy/friends 寻找好友
	Self introduction 自我介绍

表6.5 社会支持分类结果

Table 6.5 The Results of Social Support Classification

	信息支持	情感支持	伴随支持
召回率	0.637	0.488	0.848
准确率	0.741	0.565	0.579
F	0.685	0.524	0.688

表6.6 展示了不同来源、不同类型社会支持所对应的帖子数量。通常情况下,信息支持在在线健康社区交流中数量最多[274]。然而,如表6.6所示,小组模块和论坛模块下,信息支持的数量是最多的。而在挑战赛模块下,情感支持却是最多的。

表 6.6　对应每种类型社会支持的帖子数量

TABLE 6.6　Numbers of Posts for Each Type of Social Support

社会支持类型	帖子数量
挑战赛信息支持	8 698
挑战赛论坛情感支持	11 837
挑战赛论坛伴随支持	1 825
通用论坛信息支持	20 971
通用论坛情感支持	12 327
通用论坛伴随支持	2 660
小组论坛信息支持	14 897
小组论坛情感支持	13 919
小组论坛信息支持	1 928

基于获得的社会支持分类结果数据,将原有挑战赛论坛回应、通用论坛回应、小组论坛回应变量换成具体的社会支持,重复上面的生存分析模型,分析结果见表 6.7 及图 6.3。

表 6.7　基于社会支持的生存分析结果

Table 6.7　Results of Survival Analysis Based on Social Supports

变量	估计系数 (4 周)	风险率 (4 周)	估计系数 (12 周)	风险率 (12 周)	估计系数 (20 周)	风险率 (20 周)
挑战赛论坛信息支持	− 1.690 ***	0.185	− 1.663 ***	0.190	− 1.616 ***	0.199
挑战赛论坛情感支持	− 2.508 ***	0.081	− 2.531 ***	0.080	− 2.577 ***	0.076
挑战赛论坛伴随支持	− 2.185 *	0.113	− 2.073 *	0.126	− 2.036 *	0.131
通用论坛信息支持	− 0.551 ***	0.576	− 0.535 ***	0.586	− 0.535 ***	0.586
通用论坛情感支持	− 0.521 **	0.594	− 0.523 **	0.593	− 0.523 **	0.593
通用论坛伴随支持	− 0.474	0.623	− 0.455	0.635	− 0.492	0.612
小组论坛信息支持	− 0.495 ***	0.610	− 0.536 ***	0.585	− 0.528 ***	0.590
小组论坛情感支持	− 0.385 **	0.681	− 0.359 **	0.698	− 0.332 **	0.717
小组论坛伴随支持	0.243	0.784	0.207	0.812	0.191	0.826
体重改变	− 23.560 ***	0.000	− 23.540 ***	0.000	− 23.920 ***	0.000

续表 6.7

变量	估计系数 （4 周）	风险率 （4 周）	估计系数 （12 周）	风险率 （12 周）	估计系数 （20 周）	风险率 （20 周）
挑战赛规模	− 0.019*	0.981	− 0.041***	0.960	− 0.048***	0.953
挑战赛时长	− 1.694***	0.184	− 1.755***	0.173	− 1.761***	0.172

注：显著性水平 *$p < 0.05$，**$p < 0.01$，***$p < 0.001$

如表 6.7 所示，社区交流中的社会支持对用户持续竞争行为的促进作用主要来自于挑战赛论坛。内部交流中的信息支持、情感支持和伴随支持均能推动用户长期参与竞争活动。其中情感支持和伴随支持的作用要大于信息支持，即情感支持和伴随支持相比信息支持更能够促进用户在在线健康社区中的持续参与，H2A 得到验证。相比之下，在来自外部的社会支持中，来自小组论坛和通用论坛的伴随支持均不显著，即外部交流无法提供伴随影响。而信息支持和情感支持的对应系数却为负且显著，因此，H2 得到部分验证。其中，信息支持的作用相比情感支持的影响更大，H2B 得到验证。这一结果表明，在外部交流中人们更关注其所带来的信息支持。此外，来自内部的支持的作用大于来自外部的支持。对比不同截止时间下的分析结果，我们的分析结果是稳健的。

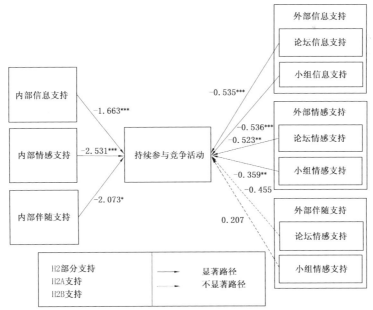

图 6.3　不同来源、不同类型社会支持影响的估计结果

Fig. 6.3　Results of the Effects of Different Types of Social Support from Different Sources

综上,与提出的假设一致,来自内部和外部的交流均能够促进用户在在线健康社区中的持续竞争行为。其中,挑战赛论坛所起的作用最为明显。进一步的研究发现,内部的情感支持和陪伴的作用明显强于信息支持,而外部的交流则相反。对比不同截止时间下的分析结果显示,本章中对截止时间的选择对参数估计结果的方向和显著性没有明显影响。

6.3　研究结论与讨论

用户的持续参与对在线健康社区的发展和服务质量具有重要影响。本章研究主要对在线健康社区中用户持续参与竞争行为的影响因素进行分析,研究了内外部交流对病患用户持续参与竞争活动的共同影响。通过生存分析,研究发现内部和外部交流均能够促进用户在在线健康社区中的持续竞争行为,内部和外部相关支持所起的作用有差异。其中,内部交流中主要强调情感支持和陪伴支持,相比信息支持对持续竞争行为的积极影响更大,外部交流中信息支持的作用更为突出。社区交流反映了个体与外界之间的信息流动和相互支持。来自内外部的支持使用户获得持续竞争参与的动力,增强使用黏性。

本章研究的贡献主要表现在以下几个方面:首先,研究揭示了在线健康社区中持续参与竞争行为的影响机制,是对在线健康社区持续参与研究的重要补充。在线社区的持续参与研究往往将用户持续参与的原因归于社区交流以及从交流中获益[85, 86],而本章研究进一步细化交流的来源和类型。综合考虑这两点可以帮助我们理解为什么在其中一类影响一定的情况下,仍有许多用户的持续竞争参与时间明显长于其他用户。

最后,与前人研究一致,研究发现了社会支持对在线健康社区持续参与的积极作用。本章研究结果显示相比其他论坛的社会支持,来自挑战赛论坛的社会支持更能够推动用户的长期参与竞争活动。挑战赛论坛中的信息支持、情感支持和伴随支持均具有显著的积极影响。其中,情感支持和陪伴的作用要大于信息支持。表明竞争者在参与竞争过程中获得来其他竞争者的鼓励、关心等情感交流,对其持续参与具有重要意义。而来自外部的社会支持中,则信息支持的作用更为明显。

在实践上,本章的研究结果对促进病患用户的持续参与,充分发挥在线健康社区服务对患者健康改善的支持具有重要意义。在线健康社区管理人员可以基于用户在线行为识别出哪些用户更可能长期参与。同时,本章的研究发现,在线健康社区可以利用各功能间的相互依赖关系,改善用户的参与水平。在竞争模块中建立竞争论坛具有十分重要的作用。在上一章中,研究发现在竞争模块中设立竞争论坛并不会增强竞争活动对健康改善的影响,但本章的研究发现竞争者获益于竞争论坛,竞争论坛可以为竞争者提供信息支持、情感支持和伴随支持,促进用户的长期参与。

尽管本章研究具有重要价值,但仍存在一定的局限性。由于研究缺乏对用户健康改善满意度的准确测量。对于体重的改变,个体之间的身体和对体重改变期望的异质性极强,很难比较。本章研究支持了社区交流对持续参与行为的重要作用,但没有区分用户交流的目的的影响。接下来将结合自然语言处理技术对文本进行分类,进一步细化文本内容,更好地刻画社区交流与持续参与行为之间的关系。

6.4　本章小结

本章在上一章验证竞争行为对健康改善有效性的基础上,对在线健康社区中病患用户的持续竞争行为的影响因素展开研究。现有的在线社区领域和医疗保健领域持续行为研究分别强调了内部交流和外部交流对个体持续参与行为的重要作用。本章研究同时考虑了这两种机制的影响,通过 Cox 比例风险模型对用户在何种条件下以及何时终止竞争行为进行生存分析。研究结果显示内部和外部交流对在线竞争持续参与均具有积极影响。其中,内部支持主要强调情感和陪伴的作用,外部侧重于信息的作用。研究结果对充分发挥在线竞争的作用,促进病患用户的持续竞争行为具有重要意义。

结　　论

　　针对患者在社交服务和竞争服务的支持下如何参与在线健康社区,以及这些服务如何为患者带来价值的问题,本书以在线社区和医疗保健领域文献为基础,围绕在线健康社区中病患用户的社交和竞争行为两个方面,展开实证研究。首先,针对在线健康社区中病患用户间的朋友关系、认同型情感支持关系两种社交关系建立的影响因素进行研究。然后,研究在线健康社区中的竞争行为对用户健康改善的影响。最后,探讨在线健康社区中病患用户的持续竞争行为的影响因素。本书的主要研究结论和创新性研究成果具体如下:

　　(1)本书研究发现了病患用户在在线健康社区中开展交友行为的原因和选择好友的依据。与其他社会化媒体平台和现实世界相比,病患用户在在线健康社区中交友时,不考虑一般的个体特征,如性别,而主要基于自身的健康需求。病患用户在在线健康社区中主要希望和与自己病情严重程度相似、具有共同治疗方案的病患用户成为好友。研究证实了健康同质性在在线健康社区中病患用户间朋友关系形成过程中的重要作用。本书研究建立了认同型情感支持关系形成的网络模型,发现除优先连接机制外,个体过去的认同型情感支持经历和活跃性也将影响个体对认同型情感支持的提供和获得。研究从整体上认识了认同型情感支持在在线健康社区中的分布情况,以及不同病患用户提供和获得认同型情感支持的可能性。本书对在线健康社区中病患间社交关系的研究丰富和补充了现有的在线病患网络理论。

　　(2)研究提取出了在线健康社区中的竞争行为对患者用户健康改善的净影响,发现在线健康社区中的竞争活动可以促使病患用户加大线下的健康努力,增强健康改善的效果。研究证实了在线健康社区中竞争行为对病患用户实践健康行为的激励作用,将竞争-表现研究延伸到了在线健康领域。研究结果打破了以往在线健康社区相关研究中认为的在线健康社区为患者带来的价值仅仅局限于提供基于患者间正向关系的社会支持的惯常假设,在线健康社区可以通过竞争策略建立有效的激励环境,促使患者实践健康行为。

　　(3)研究揭示了在线健康社区中病患用户持续竞争参与行为的影响机制,发现社交行为能够促进病患用户对在线健康社区中竞争活动的长期参与。与传统的在线社区的持续参与研究相比,在线健康社区的持续参与研究突显了社交行为的重要价值。来自竞争活动内部和外部的社会支持,都能够推动用户长期参与。其中,内部支持主要强调情感和陪伴的作用,外部侧重于信息的作用。社区交流反映了个体与外界之间的信息流动和相互支持。来自内外部的支出使用户获得持续竞争参与的动力,增强使用黏性。研究结果对建立社交行为与竞争行为之间的关系,充分发挥在线竞争的作用,促进病患用户的持续竞争行为具有重要意义。

虽然本书研究取得了一系列具有理论价值和实践意义的重要发现,但受该领域现有直接相关理论缺乏、数据获取困难等问题的影响,研究仍存在诸多不足之处,有待在未来的工作中进一步改进。接下来将沿以下方向对本研究中的局限性和今后的研究工作进行探讨:

(1)数据获取困难限制了本研究的有效性和适用性。首先,本书研究了糖尿病管理和减重活动两类健康问题,而不同疾病的在线健康社区的行为模式和有效性可能存在明显差异,并不确定我们的发现是否适用于其他疾病如心脏病、乳腺癌。其次,在病患朋友关系构建研究中,本书只考虑了以性别作为个体的一般属性。而年龄也可能对好友关系的形成构成影响。认同型情感支持关系的研究同样缺乏个体的健康属性对认同型情感支持关系构建的影响。下一步研究将在更大范围内收集数据,以使本书的研究结论具有更普遍的意义。

(2)在研究在线减重社区时,本书假定用户在使用在线减重社区时,报告的体重为当时真实体重。而事实上,排除用户选择称重工具的差异,竞争可能增加表现不佳的参与者产生作弊行为的风险。这种现象可能会导致我们当前研究结果出现偏差,高估在线竞争活动的价值。接下来的研究中,将完善数据预处理工作,去除报告体重不符合体重变化规律的用户。

(3)在研究在线健康社区中病患用户的持续竞争参与行为时,由于个体对体重改变期望的异质性很强。病患用户满意度需要更加准确的测量。此外,本书研究支持了社区交流对持续参与行为的重要作用,但没有区分用户交流的目的的影响。接下来将结合自然语言处理技术对文本进行分类,进一步细化文本内容,更好地刻画社区交流与持续参与行为直接的关系。

综上所述,本书研究对患者用户在在线健康社区中的社交关系和竞争行为进行了积极探索,取得了一定的研究成果,但仍存在许多不足之处。希望本书的研究结果能够对在线健康社区相关研究,以及进一步发挥在线健康社区在医疗保健过程中的作用提供有益支持。

参考文献

[1] TOPOL E J. The creative destruction of medicine: how the digital revolution will create better health care[M]. New York: Basic Books, 2012.

[2] KAPLAN R S, PORTER M E. How to solve the cost crisis in health care[J]. Harvard Business Review, 2011,89(9):46-52.

[3] STEWART M. Patient−centered medicine: transforming the clinical method [M]. Oxford: Radcliffe Publishing, 2003.

[4] EMANUEL E J, EMANUEL L L. Four models of the physician−patient relationship[J]. The Journal of the American Medical Association, 1992,267(16): 2221-2226.

[5] SWAN M. Emerging patient−driven health care models: an examination of health social networks, consumer personalized medicine and quantified self−tracking [J]. International Journal of Environmental Research and Public Health, 2009,6(2):492-525.

[6] DENG X, KHUNTIA J, GHOSH K. Psychological empowerment of patients with chronic diseases: the role of digital integration[C]. Proceedings of the 14th International Conference on Information Systems, Milan, Italy,2013.

[7] GREENHALGH T, HINDER S, STRAMER K, et al. Adoption, non−adoption, and abandonment of a personal electronic health record: case study of Health-Space[J]. British Medical Journal, 2010, 341(7782): c5814.

[8] ROCK HEALTH, Rock health digital health funding[EB/OL]. http://rock-health. com/2015/01/ digital−health−funding−tops−4−1b−2014−year−review/.

[9] WILSON E V, STRONG D M. Editors' introduction to the special section on patient−centered e−Health: research opportunities and challenges[J]. Communications of the Association for Information Systems, 2014, 34(1): 15.

[10] SARASOHN−KAHN J. The wisdom of patients: health care meets online social media[M]. Oakland: California Health Care Foundation, 2008.

[11] EYSENBACH G, POWELL J, ENGLESAKIS M, et al. Health related virtual communities and electronic support groups: systematic review of the effects of online peer to peer interactions [J]. British Medical Journal, 2004, 328

(7449):1166.

[12] FICHMAN R, KOHLI R, KRISHNAN R. The role of information systems in healthcare: current research and future trends[J]. Information Systems Research, 2011,22(3):419-428.

[13] CORNWALL J, CORNWELL J, JARRETT L, et al. What seems to be the matter: communication between hospitals and patients[M]. London: HM Stationery Office, 1993.

[14] SUROWIECKI J. The wisdom of crowds[M]. New York: Anchor, 2005.

[15] FOX S. The social life of health information[M]. Washington, DC: Pew Internet & American Life Project, 2011.

[16] HWANG K O, OTTENBACHER A J, GREEN A P, et al. Social support in an Internet weight loss community[J]. International Journal of Medical Informatics, 2010,79(1):5-13.

[17] UDEN-KRAAN C F. Online peer support for patients with somatic diseases [M]. Enschede: University of Twente, 2008.

[18] HOWE J. The rise of crowdsourcing[J]. Wired Magazine, 2006,14(6):1-4.

[19] BASS S B, RUZEK S B, GORDON T F, et al. Relationship of internet health information use with patient behavior and self-efficacy: experiences of newly diagnosed cancer patients who contact the National Cancer Institute's Cancer Information Service[J]. Journal of Health Communication, 2006,11(2):219-236.

[20] FOX S, RAINIE L. The online health care revolution: how the web helps americans take better care of themselves[M]. Washington, DC: Pew Internet & American Life Project, 2000.

[21] STORNI C, GRIFFIN L. Towards future health social networking: patient generated content and the role of community pharmacists[C]. MCIS 2009 Conference, Athens, Greece, 2009:35.

[22] YAN L, TAN Y. Feeling blue? Go online: an empirical study of social support among patients[J]. Information Systems Research, 2014,25(4):690-709.

[23] WAGNER E H, AUSTIN B T, DAVIS C, et al. Improving chronic illness care: translating evidence into action[J]. Health Affairs, 2001,20(6):64-78.

[24] WANTLAND D J, PORTILLO C J, HOLZEMER W L, et al. The effectiveness

of Web-based vs. non-Web-based interventions: a meta-analysis of behavioral change outcomes[J]. Journal of Medical Internet Research, 2004,6(4): e40.

[25] 中华医学会糖尿病学分会. 国际糖尿病联盟(IDF)公布新的全球糖尿病数据——中国的糖尿病患病人数仍居世界首位[EB/OL]. http://cdschina. org/news_show. jsp? id=2121. html.

[26] KAPLAN S H, GREENFIELD S, WARE JR J E. Assessing the effects of physician-patient interactions on the outcomes of chronic disease[J]. Medical Care, 1989,27(3):S110-S127.

[27] MCKAY H G, KING D, EAKIN E G, et al. The diabetes network internet-based physical activity intervention a randomized pilot study[J]. Diabetes Care, 2001,24(8):1328-1334.

[28] NIJLAND N, van GEMERT-PIJNEN J E, KELDERS S M, et al. Factors influencing the use of a web-based application for supporting the self-care of patients with type 2 diabetes: a longitudinal study[J]. Journal of Medical Internet Research, 2011,13(3): e71.

[29] GERBER B S, SOLOMON M C, SHAFFER T L, et al. Evaluation of an internet diabetes self-management training program for adolescents and young adults[J]. Diabetes Technology & Therapeutics, 2007,9(1):60-67.

[30] ZREBIEC J F, JACOBSON A M. What attracts patients with diabetes to an internet support group? A 21-month longitudinal website study[J]. Diabetic Medicine, 2001,18(2):154-158.

[31] MCKAY H G, GLASGOW R E, FEIL E G, et al. Internet-based diabetes self-management and support: initial outcomes from the diabetes network project. [J]. Rehabilitation Psychology, 2002,47(1):31.

[32] KIM S, KIM H. Effectiveness of mobile and internet intervention in patients with obese type 2 diabetes[J]. International Journal of Medical Informatics, 2008,77(6):399-404.

[33] MCMAHON G T, GOMES H E, HOHNE S H, et al. Web-based care management in patients with poorly controlled diabetes[J]. Diabetes Care, 2005, 28(7):1624-1629.

[34] CHRISTAKIS N A, FOWLER J H. The spread of obesity in a large social network over 32 years[J]. New England Journal of Medicine, 2007,357(4):

370-379.

[35] PUHL R, BROWNELL K D. Bias, discrimination, and obesity[J]. Obesity Research, 2001,9(12):788-805.

[36] DE LA HAYE K, ROBINS G, MOHR P, et al. Homophily and contagion as explanations for weight similarities among adolescent friends[J]. Journal of Adolescent Health, 2011,49(4):421-427.

[37] MAURO M, TAYLOR V, WHARTON S, et al. Barriers to obesity treatment [J]. European Journal of Internal Medicine, 2008,19(3):173-180.

[38] KRUGER J, BLANCK H M, GILLESPIE C. Dietary and physical activity behaviors among adults successful at weight loss maintenance[J]. International Journal of Behavioral Nutrition and Physical Activity, 2006,3(1):17.

[39] BALLANTINE P W, STEPHENSON R J. Help me, I'm fat! Social support in online weight loss networks[J]. Journal of Consumer Behaviour, 2011, 10 (6):332-337.

[40] TATE D F, WING R R, WINETT R A. Using Internet technology to deliver a behavioral weight loss program[J]. Journal of the American Medical Informatics Association, 2001,285(9):1172-1177.

[41] HARVEY-BERINO J, PINTAURO S, BUZZELL P, et al. Does using the Internet facilitate the maintenance of weight loss? [J]. International Journal of Obesity & Related Metabolic Disorders, 2002,26(9):1254-1260.

[42] SAPERSTEIN S L, ATKINSON N L, GOLD R S. The impact of Internet use for weight loss[J]. Obesity Reviews, 2007,8(5):459-465.

[43] HAWN C. Take two aspirin and tweet me in the morning: how Twitter, Facebook, and other social media are reshaping health care[J]. Health Affairs, 2009,28(2):361-368.

[44] MCINNERNEY J M, ROBERTS T S. Online learning: Social interaction and the creation of a sense of community[J]. Educational Technology & Society, 2004,7(3):73-81.

[45] SMITH K P, CHRISTAKIS N A. Social networks and health[J]. Annual Review of Sociology, 2008,34:405-429.

[46] HWANG K O, NING J, TRICKEY A W, et al. Website usage and weight loss in a free commercial online weight loss program: retrospective cohort study [J]. Journal of Medical Internet Research, 2013,15(1):11.

[47] KRUKOWSKI R A, HARVEY-BERINO J, ASHIKAGA T, et al. Internet-based weight control: the relationship between web features and weight loss [J]. Telemedicine and e-Health, 2008,14(8):775-782.

[48] KERR E A, HAYWARD R A. Patient-centered performance management: enhancing value for patients and health care systems[J]. JAMA, 2013,310 (2):137-138.

[49] JORDAN J E, BRIGGS A M, BRAND C A, et al. Enhancing patient engagement in chronic disease self-management support initiatives in Australia: the need for an integrated approach[J]. Medical Journal of Australia, 2008,189 (10):S9.

[50] COULTER A. Patient engagement—what works? [J]. The Journal of Ambulatory Care Management, 2012,35(2):80-89.

[51] COULTER A, ENTWISTLE V, GILBERT D. Sharing decisions with patients: is the information good enough? [J]. British Medical Journal, 1999, 318 (7179):318.

[52] EYSENBACH G. What is e-health? [J]. Journal of Medical Internet Research, 2001,3(2):e20.

[53] WILSON E V. Creating patient centered e-health [J]. Encyclopedia of Healthcare Information Systems, 2008,3(2):e20.

[54] NORMAN D A. The design of everyday things[M]. New York: Basic books, 2002.

[55] WILSON E V, WANG W, SHEETZ S D. Underpinning a guiding theory of patient-centered e-health[J]. Communications of the Association for Information Systems, 2014,34(16):337-350.

[56] PAGE N, CZUBA C E. Empowerment: what is it[J]. Journal of Extension, 1999,37(5):1-5.

[57] BRUEGEL R B. Patient empowerment—a trend that matters. [J]. Journal of AHIMA, 1998,69(8):30-33, 35-36.

[58] SAMOOCHA D, BRUINVELS D J, ELBERS N A, et al. Effectiveness of web-based interventions on patient empowerment: a systematic review and meta-analysis[J]. Journal of Medical Internet Research, 2010,12(2):e23.

[59] BERKMAN L F. The role of social relations in health promotion[J]. Psychosomatic Medicine, 1995,57(3):245-254.

[60] DURANT K T, MCCRAY A T, SAFRAN C. Social network analysis of an on-line melanoma discussion group[J]. AMIA Summits on Translational Science Proceedings, 2010,2010:6.

[61] WRIGHT K B, BELL S B. Health-related support groups on the Internet: linking empirical findings to social support and computer-mediated communication theory[J]. Journal of Health Psychology, 2003,8(1):39-54.

[62] CENTOLA D. The spread of behavior in an online social network experiment [J]. Science, 2010,329(5996):1194-1197.

[63] CHEN H, CHIANG R H L, STOREY V C. Business intelligence and analytics: From big data to big impact[J]. MIS Quarterly, 2012,36(4):1165-1188.

[64] STEWART S A, ABIDI S S R. Applying social network analysis to understand the knowledge sharing behaviour of practitioners in a clinical online discussion forum[J]. Journal of Medical Internet Research, 2012,14(6):e170.

[65] YAN L, TAN Y, PENG J. Network dynamics: how can we find patients like us? [J]. Information Systems Research,2011,26(3): 496-512.

[66] CENTOLA D. An experimental study of homophily in the adoption of health behavior[J]. Science, 2011,334(6060):1269-1272.

[67] MA X, CHEN G, XIAO J. Analysis of an online health social network[C]. Proceedings of the 1st ACM International Health Informatics Symposium, Arlington, 2010: 297-306.

[68] DURANT K T, MCCRAY A T, SAFRAN C. Identifying gender-preferred communication styles within online cancer communities: a retrospective, longitudinal analysis[J]. Plos One, 2012,7(11):e49169.

[69] ALBERT R, BARABÁ SI A. Statistical mechanics of complex networks[J]. Reviews of Modern Physics, 2002,74(1):47.

[70] BARABÁ SI A, ALBERT R. Emergence of scaling in random networks[J]. Science, 1999,286(5439):509-512.

[71] MCPHERSON M, SMITH-LOVIN L, COOK J M. Birds of a feather: homophily in social networks[J]. Annual Review of Sociology, 2001:415-444.

[72] GINOSSAR T. Online participation: a content analysis of differences in utilization of two online cancer communities by men and women, patients and family members[J]. Health communication, 2008,23(1):1-12.

[73] ZHANG X, ZHU F. Group size and incentives to contribute: a natural experiment at Chinese Wikipedia[J]. American Economic Review, 2011,101(4): 1601-1615.

[74] MISLOVE A, MARCON M, GUMMADI K P, et al. Measurement and analysis of online social networks[C]. Proceedings of the 7th ACM SIGCOMM Conference on Internet Measurement, New York, NY, USA,2007: 29-42.

[75] IYENGAR R, van den BULTE C, VALENTE T W. Opinion leadership and social contagion in new product diffusion[J]. Marketing Science, 2011,30(2):195-212.

[76] MILLER A R, TUCKER C. Active Social Media Management: The Case of Health Care[J]. Information Systems Research, 2013,24(1):52-70.

[77] SHARRATT M, USORO A. Understanding knowledge−sharing in online communities of practice[J]. Electronic Journal on Knowledge Management, 2003, 1(2):187-196.

[78] WASKO M M, FARAJ S. Why should I share? examining social capital and knowledge contribution in electronic networks of practice[J]. MIS Quarterly, 2005, 29(1):35-57.

[79] BOCK G, ZMUD R W, KIM Y, et al. Behavioral intention formation in knowledge sharing: Examining the roles of extrinsic motivators, social−psychological forces, and organizational climate[J]. MIS Quarterly, 2005,29(1): 87-111.

[80] CHIU C, HSU M, WANG E T. Understanding knowledge sharing in virtual communities: An integration of social capital and social cognitive theories[J]. Decision Support Systems, 2006,42(3):1872-1888.

[81] BUTLER B, SPROULL L, KIESLER S, et al. Community effort in online groups: Who does the work and why? [M]. Mahwah: Leadership at a Distance: Research in Technologically Supported Work, 2002: 171-194.

[82] YANG J, MORRIS M R, TEEVAN J, et al. Culture matters: a survey study of social q&a behavior[J]. ICWSM, 2011,11:409-416.

[83] CHEN C, HUNG S. To give or to receive? Factors influencing members' knowledge sharing and community promotion in professional virtual communities[J]. Information & Management, 2010,47(4):226-236.

[84] KARAHANNA E, STRAUB D W, CHERVANY N L. Information technology

adoption across time：a cross-sectional comparison of pre-adoption and post-adoption beliefs［J］. MIS Quarterly, 1999,23(2):183-213.

［85］ FANG Y, NEUFELD D. Understanding sustained participation in open source software projects［J］. Journal of Management Information Systems, 2009,25 (4):9-50.

［86］ ZHANG C, HAHN J, DE P. Research note-continued participation in online innovation communities：does community response matter equally for everyone? ［J］. Information Systems Research, 2013,24(4):1112-1130.

［87］ ARGUELLO J, BUTLER B S, JOYCE E, et al. Talk to me：foundations for successful individual-group interactions in online communities［C］. Proceedings of the SIGCHI conference on Human Factors in computing systems, Hillsdale, NJ, 2006：959-968.

［88］ LU Y, ZHAO L, WANG B. From virtual community members to C2C e-commerce buyers：Trust in virtual communities and its effect on consumers' purchase intention［J］. Electronic Commerce Research and Applications, 2010,9 (4):346-360.

［89］ WU J, CHEN Y, CHUNG Y. Trust factors influencing virtual community members：A study of transaction communities［J］. Journal of Business Research, 2010,63(9):1025-1032.

［90］ HUFFAKER D. Dimensions of leadership and social influence in online communities［J］. Human Communication Research, 2010,36(4):593-617.

［91］ HARPER Y C F M, KONSTAN J, LI S X. Social comparisons and contributions to online communities：A field experiment on movielens［J］. The American Economic Review, 2010:1358-1398.

［92］ 常亚平, 刘兴菊, 阎俊, 等. 虚拟社区知识共享之于消费者购买意向的研究［J］. 管理科学学报, 2011,14(4):86-96.

［93］ 李仪凡, 陆雄文. 虚拟社区成员参与动机的实证研究——以网络游戏为例［J］. 南开管理评论, 2007,10(5):55-60.

［94］ NAMBISAN P. Information seeking and social support in online health communities：impact on patients' perceived empathy［J］. Journal of the American Medical Informatics Association, 2011,18(3):298-304.

［95］ BAMBINA A. Understanding online social support：The interplay of Internet technology, social networks and social support［D］. New York：Columbia University, 2005.

[96] WANG Y, KRAUT R, LEVINE J M. To stay or leave? The relationship of e-motional and informational support to commitment in online health support groups[C]. Proceedings of the ACM 2012 Conference on Computer Supported Cooperative Work, Seattle, Washington, 2012: 833-842.

[97] WANG X, ZHAO K, STREET N. Social support and user engagement in online health communities[C] // Cham:Smart Health Springer, 2014:97-110.

[98] GAO G G, MCCULLOUGH J S, AGARWAL R, et al. A changing landscape of physician quality reporting: analysis of patients' online ratings of their physicians over a 5-year period[J]. Journal of Medical Internet Research, 2012, 14(1):e38.

[99] LEIMEISTER J M, EBNER W, KRCMAR H. Design, implementation, and evaluation of trust-supporting components in virtual communities for patients [J]. Journal of Management Information Systems, 2005,21(4):101-131.

[100] OBORN E, BARRETT M, DAVIDSON E. Unity in diversity: electronic patient record use in multidisciplinary practice[J]. Information Systems Research, 2011,22(3):547-564.

[101] CHAN J, GHOSE A. Internet's dirty secret: assessing the impact of online intermediaries on HIV transmission[J] MIS Quarterly, 2013, 38(4): 955-977.

[102] WELLMAN B. An electronic group is virtually a social network[J]. Culture of the Internet, 1997,4:179-205.

[103] COTHREL J P. Measuring the success of an online community[J]. Strategy & Leadership, 2000,28(2):17-21.

[104] O'REILLY T. What Is Web 2.0: Design Patterns and Business Models for the Next Generation of Software. [EB/OL]. [2015-4-2]. http: // www. oreilly-net. com/pub/a/oreilly/tim/news/2005/09/30/what-is-web-20. html.

[105] van DIJCK J. Users like you? Theorizing agency in user-generated content [J]. Media, Culture and Society, 2009,31(1):41.

[106] BENKLER Y. Coase's Penguin, or, Linux and "The Nature of the Firm"[J]. Yale Law Journal, 2002:369-446.

[107] LIU X, CHEN H. Identifying adverse drug events from patient social media: a case study for diabetes[J]. IEEE Intelligent Systems, 2015,30(3):44-51.

[108] GOH J M, GAO G G, AGARWAL R. The creation of social value: can an online health community reduce rural−urban health disparities? [J]. MIS Quarterly, 2016,40(1):247-263.

[109] MEROLLI M, GRAY K, MARTIN−SANCHEZ F. Health outcomes and related effects of using social media in chronic disease management: a literature review and analysis of affordances[J]. Journal of Biomedical Informatics, 2013,46(6):957-969.

[110] XIAO N, SHARMAN R, RAO H R, et al. Factors influencing online health information search: An empirical analysis of a national cancer-related survey [J]. Decision Support Systems, 2014,57:417-427.

[111] JIN J, YAN X, LI Y, et al. How users adopt healthcare information: an empirical study of an online Q&A community[J]. International Journal of Medical Informatics, 2016,86:91-103.

[112] STRAGIER J, ABEELE M V, MECHANT P, et al. Understanding persistence in the use of Online Fitness Communities: comparing novice and experienced users[J]. Computers in Human Behavior, 2016,64:34-42.

[113] COBB S. Social support as a moderator of life stress[J]. Psychosomatic medicine, 1976,38(5):300-314.

[114] DIMATTEO M R. Social support and patient adherence to medical treatment: a meta−analysis.[J]. Health psychology, 2004,23(2):207.

[115] BARRERA Jr M. Social support research in community psychology[M]// Handbook of community psychology. Boston:Springer, 2000:215-245.

[116] DIAZ J A, GRIFFITH R A, NG J J, et al. Patients' use of the Internet for medical information[J]. Journal of general internal medicine, 2002,17(3): 180-185.

[117] WANG Z, WALTHER J B, PINGREE S, et al. Health information, credibility, homophily, and influence via the Internet: web sites versus discussion groups[J]. Health Communication, 2008,23(4):358-368.

[118] HOUSE J S. Work stress and social support[M]. MA: Addison−Wesley, 1981.

[119] BARRERA Jr M. Distinctions between social support concepts, measures, and models[J]. American Journal of Community Psychology, 1986,14(4): 413-445.

[120] BANDURA A. Social cognitive theory[J]. Handbook of Social Psychological Theories, 2011:349-373.

[121] BANDURA A. Social cognitive theory of mass communication[J]. Media Psychology, 2001,3(3):265-299.

[122] BANDURA A. Health promotion from the perspective of social cognitive theory[J]. Psychology and Health, 1998,13(4):623-649.

[123] BANDURA A. Social cognitive theory: an agentic perspective[J]. Annual Review of Psychology, 2001,52(1):1-26.

[124] GLANZ K, RIMER B, VISWANATH K. Health Behavior and Health Education: Theory, Research, and Practice[M]. San Francisco: Jossey–Bass, 2008.

[125] BANDURA A. Self–efficacy: The exercise of control[M]. New York: Freeman, 1997.

[126] LANDRY C C. Self–efficacy, motivation, and outcome expectation correlates of college students' intention certainty[D]. Baton Rouge: Louisiana State University, 2003.

[127] OLIVER R L, DESARBO W S. Response determinants in satisfaction judgments[J]. Journal of Consumer Research, 1988,14(4):495-507.

[128] LOCKE E A, LATHAM G P. A theory of goal setting & task performance [M]. Englewood Cliffs, NJ: Prentice–Hall, Inc, 1990.

[129] LOCKE E A, LATHAM G P. Building a practically useful theory of goal setting and task motivation: A 35–year odyssey. [J]. American Psychologist, 2002,57(9):705.

[130] BANDURA A. Social cognitive theory of self–regulation[J]. Organizational Behavior and Human Decision Processes, 1991,50(2):248-287.

[131] EASLEY D, KLEINBERG J. Networks, crowds, and markets: reasoning about a highly connected world[M]. New York: Cambridge University Press, 2010.

[132] WATTS D J, STROGATZ S H. Collective dynamics of 'small–world' networks[J]. Nature, 1998,393(6684):440-442.

[133] CHANG H J. Online supportive interactions: using a network approach to examine communication patterns within a psychosis social support group in Taiwan[J]. Journal of the American Society for Information Science and Tech-

nology, 2009,60(7):1504-1517.

[134] CHRISTAKIS N A, FOWLER J H. The collective dynamics of smoking in a large social network[J]. New England Journal of medicine, 2008,358(21): 2249-2258.

[135] OSGOOD D W, RAGAN D T, WALLACE L, et al. Peers and the emergence of alcohol use: Influence and selection processes in adolescent friendship networks[J]. Journal of Research on Adolescence, 2013,23(3):500-512.

[136] 赵延东. 社会网络与城乡居民的身心健康[J]. 社会, 2008,28(5):1-19.

[137] WELLMAN B, WORTLEY S. Different strokes from different folks: community ties and social support[J]. American Journal of Sociology, 1990:558-588.

[138] 贺寨平. 社会经济地位, 社会支持网与农村老年人身心状况[J]. 中国社会科学, 2002(3):135-148.

[139] HUSTON T L, LEVINGER G. Interpersonal attraction and relationships[J]. Annual review of psychology, 1978,29(1):115-156.

[140] FREUND P E, MCGUIRE M B, PODHURST L S. Health, illness, and the social body: a critical sociology[M]. Englewood:Prentice Hall, 2003.

[141] MEHRA A, KILDUFF M, BRASS D J. At the margins: a distinctiveness approach to the social identity and social networks of underrepresented groups [J]. Academy of Management Journal, 1998,41(4):441-452.

[142] FESTINGER L. A theory of social comparison processes[J]. Human relations, 1954,7(2):117-140.

[143] GU B, KONANA P, RAGHUNATHAN R, et al. Research note—the allure of homophily in social media: evidence from investor responses on virtual communities[J]. Information Systems Research, 2014,25(3):604-617.

[144] THELWALL M. Homophily in myspace[J]. Journal of the American Society for Information Science and Technology, 2008,60(2):219-231.

[145] WIMMER A, LEWIS K. Beyond and below racial homophily: ERG Models of a friendship network documented on Facebook[J]. American Journal of Sociology, 2010,116(2):583-642.

[146] NEVE M, MORGAN P J, COLLINS C E. Weight change in a commercial web-based weight loss program and its association with website use: cohort study[J]. Journal of Medical Internet Research, 2011,13(4):e83.

[147] KREBS P, PROCHASKA J O, ROSSI J S. A meta-analysis of computer-tailored interventions for health behavior change [J]. Preventive Medicine, 2010,51(3):214-221.

[148] TAIMINEN H. How do online communities matter? Comparison between active and non-active participants in an online behavioral weight loss program [J]. Computers in Human Behavior, 2016,63:787-795.

[149] LUMSDEN J, EDWARDS E A, LAWRENCE N S, et al. Gamification of cognitive assessment and cognitive training: a systematic review of applications and efficacy[J]. JMIR Serious Games, 2016,4(2):e11.

[150] CHIU C, WANG E T, SHIH F, et al. Understanding knowledge sharing in virtual communities: An integration of expectancy disconfirmation and justice theories[J]. Online Information Review, 2011,35(1):134-153.

[151] CHIANG H. Continuous usage of social networking sites: the effect of innovation and gratification attributes [J]. Online Information Review, 2013, 37 (6):851-871.

[152] ZHANG J, BRACKBILL D, YANG S, et al. Support or competition? How online social networks increase physical activity: A randomized controlled trial [J]. Preventive Medicine Reports, 2016,4:453-458.

[153] ALLAM A, KOSTOVA Z, NAKAMOTO K, et al. The effect of social support features and gamification on a Web-based intervention for rheumatoid arthritis patients: randomized controlled trial [J]. Journal of Medical Internet Research, 2015,17(1):e14.

[154] TSAI W. Social structure of "coopetition" within a multiunit organization: Coordination, competition, and intraorganizational knowledge sharing [J]. Organization Science, 2002,13(2):179-190.

[155] SMITH A, NICHOLSON J S. An inquiry into the nature and causes of the Wealth of Nations[M]. New York: Random House, 1994.

[156] KOHN A. No contest: The case against competition[M]. Boston: Houghton Mifflin Harcourt, 1992.

[157] MURAYAMA K, ELLIOT A J. The competition - performance relation: A meta-analytic review and test of the opposing processes model of competition and performance[J]. Psychological Bulletin, 2012,138(6):1035.

[158] HELGESON V S, TAYLOR S E. Social comparisons and adjustment among

cardiac patients1[J]. Journal of Applied Social Psychology, 1993,23(15):
1171-1195.

[159] AMABILE T M. Children's artistic creativity detrimental effects of competition
in a field setting[J]. Personality and Social Psychology Bulletin, 1982,8
(3):573-578.

[160] PROPPER C, BURGESS S, GREEN K. Does competition between hospitals
improve the quality of care? Hospital death rates and the NHS internal market
[J]. Journal of Public Economics, 2004,88(7):1247-1272.

[161] TRIPLETT N. The dynamogenic factors in pacemaking and competition[J].
The American Journal of Psychology, 1898,9(4):507-533.

[162] AIELLO J R, DOUTHITT E A. Social facilitation from Triplett to electronic
performance monitoring[J]. Group Dynamics: Theory, Research, and Prac-
tice, 2001,5(3):163.

[163] JOHNSON D W, JOHNSON R T. An educational psychology success story:
Social interdependence theory and cooperative learning[J]. Educational Re-
searcher, 2009,38(5):365-379.

[164] TAYLOR S E, Lobel M. Social comparison activity under threat: downward
evaluation and upward contacts. [J]. Psychological Review, 1989,96(4):
569.

[165] SHEERAN P, ABRAMS D, ORBELL S. Unemployment, self-esteem, and
depression: a social comparison theory approach[J]. Basic and Applied So-
cial Psychology, 1995,17(1-2):65-82.

[166] BONIFIELD C, COLE C A. Better him than me: social comparison theory
and service recovery[J]. Journal of the Academy of Marketing Science,
2008,36(4):565-577.

[167] DECI E L, RYAN R M. Intrinsic motivation and self-determination in human
behavior[M]. New York: Plenum Press, 1985.

[168] OLIVER R L. Effect of expectation and disconfirmation on postexposure prod-
uct evaluations: An alternative interpretation. [J]. Journal of Applied Psy-
chology, 1977,62(4):480.

[169] OLIVER R L. A cognitive model of the antecedents and consequences of sat-
isfaction decisions[J]. Journal of Marketing Research, 1980,17(4):460-
469.

［170］LYYTINEN K, HIRSCHHEIM R. Information systems failures：a survey and classification of the empirical literature［J］. Oxford surveys in information technology, 1987,4(1):257-309.

［171］HOSSAIN M A, Quaddus M. Expectation – confirmation theory in information system research：a review and analysis［M］//Information Systems Theory. New York：Springer, 2012:441-469.

［172］KHALIFA M, LIU V. The state of research on information system satisfaction ［J］. Journal of Information Technology Theory and Application, 2004,5 (4):4.

［173］SASSENBERG K. Common bond and common identity groups on the Internet：Attachment and normative behavior in on−topic and off−topic chats. ［J］. Group Dynamics：Theory, Research,and Practice, 2002,6(1):27.

［174］HSIEH C, KUO P, YANG S, et al. Assessing blog−user satisfaction using the expectation and disconfirmation approach［J］. Computers in Human Behavior, 2010,26(6):1434-1444.

［175］KANG Y S, HONG S, LEE H. Exploring continued online service usage behavior：The roles of self−image congruity and regret［J］. Computers in Human Behavior, 2009,25(1):111-122.

［176］JIN X, CHEUNG C M, LEE M K, et al. User information satisfaction with a knowledge−based virtual community：An empirical investigation［M］//Emerging Technologies and Information Systems for the Knowledge Society. Berlin, Heidelberg：Springer, 2008:123-130.

［177］CHEN I Y. The factors influencing members' continuance intentions in professional virtual communities−a longitudinal study［J］. Journal of Information Science, 2007,33(4):451-467.

［178］HONG S, THONG J Y, TAM K Y. Understanding continued information technology usage behavior：A comparison of three models in the context of mobile internet［J］. Decision Support Systems, 2006,42(3):1819-1834.

［179］WU N, NYSTROM M A, LIN T, et al. Challenges to global RFID adoption ［J］. Technovation, 2006,26(12):1317-1323.

［180］RESNICK P J, JANNEY A W, BUIS L R, et al. Adding an online community to an internet−mediated walking program. Part 2：strategies for encouraging community participation［J］. Journal of Medical Internet Research,

2010,12(4):e72.

[181] ZHANG S, ELHADAD N. Factors Contributing to dropping-out in an online health community: static and longitudinal analyses[J]. Amia Annual Symposium Proceedings, 2016,2016:2090.

[182] ZHANG Y. Understanding the sustained use of online health communities from a self - determination perspective[J]. Journal of the Association for Information Science and Technology, 2016,67(12):2842-2857.

[183] WANG Y, KRAUT R E, LEVINE J M. Eliciting and receiving online support: using computer-aided content analysis to examine the dynamics of online social support[J]. Journal of Medical Internet Research, 2015,17(4): e99.

[184] HAMARI J, KOIVISTO J. "Working out for likes": An empirical study on social influence in exercise gamification[J]. Computers in Human Behavior, 2015,50:333-347.

[185] CHOI D, KIM J. Why people continue to play online games: In search of critical design factors to increase customer loyalty to online contents[J]. Cyber Psychology & Behavior, 2004,7(1):11-24.

[186] ETHIER K A, DEAUX K. Negotiating social identity when contexts change: Maintaining identification and responding to threat[J]. Journal of Personality and Social Psychology, 1994,67(2):243.

[187] GRANOVETTER M S. The strength of weak ties[J]. American Journal of Sociology, 1973,78(6):1360-1380.

[188] CHOMUTARE T, ÅRSAND E, HARTVIGSEN G. Characterizing development patterns of health-care social networks[J]. Network Modeling Analysis in Health Informatics and Bioinformatics, 2013,2(3): 147-157.

[189] CHUANG K Y, YANG C C. How do e-patients connect online? a study of social support roles in health social networking[M]// Social Computing, Behavioral – Cultural Modeling and Prediction. Berlin, Heidelberg: Springer, 2013:193-200.

[190] NEWMAN M E. Assortative mixing in networks[J]. Physical Review Letters, 2002,89(20):208701.

[191] ZHAO K, NGAMASSI L M, YEN J, et al. Assortativity Patterns in Multi-dimensional Inter-organizational Networks: A Case Study of the Humanitarian

Relief Sector[C]//CHAI S K, SALERNO J J, MABRY P L. Lecture Notes in Computer Science. Berlin: Springer-Verlag, 2010:265-272.

[192] ROBINS G, PATTISON P, KALISH Y, et al. An introduction to exponential random graph (p*) models for social networks[J]. Social Networks, 2007, 29(2):173-191.

[193] IBARRA H. Homophily and differential returns: Sex differences in network structure and access in an advertising firm[J]. Administrative Science Quarterly, 1992:422-447.

[194] MOLLICA K A, GRAY B, TREVIÑ O L K. Racial homophily and its persistence in newcomers' social networks[J]. Organization Science, 2003,14(2): 123-136.

[195] PODOLNY J M. Market uncertainty and the social character of economic exchange[J]. Administrative Science Quarterly, 1994,39(3):458-483.

[196] WRIGHT K B. The communication of social support within an on-line community for older adults: A qualitative analysis of the SeniorNet community [J]. Qualitative Research Reports in Communication, 2000,1(2):33-43.

[197] SHRUM W, CHEEK Jr N H, MACD S. Friendship in school: Gender and racial homophily[J]. Sociology of Education, 1988, 61(4):227-239.

[198] CHODOROW N J. Gender, relation, and difference in psychoanalytic perspective[M]. New York :New York University Press, 1990.

[199] WARDLE J, HAASE A M, STEPTOE A, et al. Gender differences in food choice: the contribution of health beliefs and dieting[J]. Annals of Behavioral Medicine, 2004,27(2):107-116.

[200] YAN L, TAN Y. Feeling blue? go online: an empirical study of social support among patients[J]. Information Systems Research, 25(4), 690-709.

[201] SUGAWARA Y, NARIMATSU H, HOZAWA A, et al. Cancer patients on Twitter: a novel patient community on social media [J]. BMC Research Notes, 2012,5(1):699.

[202] FALLOWFIELD L J, HALL A, MAGUIRE G P, et al. Psychological outcomes of different treatment policies in women with early breast cancer outside a clinical trial. [J]. British Medical Journal, 1990,301(6752):575.

[203] COULTER A, PETO V, DOLL H. Patients' preferences and general practitioners' decisions in the treatment of menstrual disorders[J]. Family

Practice，1994，11（1）：67-74.

[204] PEREIRA J L, KOSKI S, HANSON J, et al. Internet usage among women with breast cancer: an exploratory study[J]. Clinical Breast Cancer, 2000,1 (2):148-153.

[205] LIFSHITZ F, HALL J G. Reduction in the incidence of type II diabetes with lifestyle intervention or metformin[J]. J Med, 2002,346:393-403.

[206] GUO S E, HUANG C Y, HSU H T. Information needs among patients with chronic obstructive pulmonary disease at their first hospital admission: priorities and correlates[J]. Journal of Clinical Nursing, 2013.

[207] HARRIS D M, GUTEN S. Health-protective behavior: An exploratory study [J]. Journal of Health and Social Behavior, 1979,20(1):17-29.

[208] 周妙妮,关翠萍,洪为松,等. 白癜风患者病程与抗酪氨酸酶抗体的相关分析[J]. 中华皮肤科杂志,2010,43(10):731-732.

[209] 吴生贵, 赵开胜, 陈延, 等. 高血压脑出血昏迷患者的分期及治疗[J]. 中华神经外科疾病研究杂志, 2006,5(2):173.

[210] KING R A, ROTTER J I, MOTULSKY A G. The genetic basis of common diseases[M]. Oxford:Oxford University Press, 2002:

[211] 史正全. 100 例不同病程病毒性肝炎患者的情绪反应调查分析[J]. 中国心理卫生杂志, 1991,5(3):122.

[212] GORDON P, WEST J, JONES H, et al. A 10 year prospective follow up of patients with rheumatoid arthritis 1986-96[J]. The Journal of Rheumatology, 2001,28(11):2409-2415.

[213] FELDTKELLER E, ERLENDSSON J. Definition of disease duration in ankylosing spondylitis[J]. Rheumatology International, 2008,28(7):693-696.

[214] WASSERMAN S, PATTISON P. Logit models and logistic regressions for social networks: I. an introduction to Markov graphs and p*[J]. Psychometrika, 1996,61(3):401-425.

[215] ROBINS G, SNIJDERS T, WANG P, et al. Recent developments in exponential random graph (p*) models for social networks[J]. Social Networks, 2007,29(2):192-215.

[216] SHUMATE M, PALAZZOLO E T. Exponential random graph (p*) models as a method for social network analysis in communication research[J]. Communication Methods and Measures, 2010,4(4):341-371.

[217] LUSHER D, KOSKINEN J, ROBINS G. Exponential random graph models for social networks: theory, methods, and applications[M]. New York: Cambridge University Press, 2012.

[218] FARAJ S, JOHNSON S L. Network exchange patterns in online communities [J]. Organization Science, 2011,22(6):1464-1480.

[219] SHEN C, MONGE P. Who connects with whom? A social network analysis of an online open source software community[J]. First Monday, 2011,16(6-6):6.

[220] PAHOR M,Š KERLAVAJ M, DIMOVSKI V. Evidence for the network perspective on organizational learning[J]. Journal of the American Society for Information Science and Technology, 2008,59(12):1985-1994.

[221] SU C, CONTRACTOR N. A multidimensional network approach to studying team members' information seeking from human and digital knowledge sources in consulting firms[J]. Journal of the American Society for Information Science and Technology, 2011,62(7):1257-1275.

[222] CHARNOCK D, SHEPPERD S, NEEDHAM G, et al. DISCERN: an instrument for judging the quality of written consumer health information on treatment choices[J]. Journal of Epidemiology and Community Health, 1999,53(2):105-111.

[223] SNIJDERS T A. Markov chain Monte Carlo estimation of exponential random graph models[J]. Journal of Social Structure, 2002,3(2):1-40.

[224] REYNOLDS-MCILNAY R, TARAN Z. Ten of your friends like this: Brand related word-of-mouth on Facebook. [C]. MMA Fall Educators Conference, Indianapolis, Indiana, 2010:37-42.

[225] LI X. How does online reputation affect social media endorsements and product sales? Evidence from regression discontinuity design,2013.

[226] LI X, WU L. Measuring effects of observational learning and social-network Word-of-Mouth (WOM) on the sales of daily-deal vouchers. [C]. Workshop on Information Systems and Economics , Orlando, FL, 2012.

[227] GERLITZ C, HELMOND A. The Like economy: Social buttons and the data -intensive Web[J]. New Media & Society, 2013,15(8):1348-1365.

[228] KOSINSKI M, STILLWELL D, GRAEPEL T. Private traits and attributes are predictable from digital records of human behavior[J]. Proceedings of the

National Academy of Sciences, 2013,110(15): 5802-5805.

[229] BARABASI A. Linked: How everything is connected to everything else and what it means[M]. New York: Plume, 2002. [230]FREEMAN L C. Centrality in social networks conceptual clarification[J]. Social Networks, 1979, 1(3):215-239.

[231] CAPOCCI A, SERVEDIO V D, COLAIORI F, et al. Preferential attachment in the growth of social networks: The internet encyclopedia Wikipedia[J]. Physical Review E, 2006,74(3):36116.

[232] RICCI F, ROKACH L, SHAPIRA B. Introduction to recommender systems handbook[M]. Amerika Serikat:Springer, 2011.

[233] IRVING L, KLEGAR-LEVY K, EVERETTE D W, et al. Falling through the net: defining the digital divide. A report on the telecommunications and information technology gap in America[M]. Washington, DC: National Telecommunications and Information Administration, 1999.

[234] WILSON C, BOE B, SALA A, et al. User interactions in social networks and their implications[C]. Proceedings of the 4th ACM European Conference on Computer Systems. ACM, Delft, Netherlands 2009: 205-218.

[235] BENNETT G G, GLASGOW R E. The delivery of public health interventions via the Internet: actualizing their potential[J]. Annual Review of Public Health, 2009,30:273-292.

[236] VALLERAND R J, GAUVIN L I, HALLIWELL W R. Negative effects of competition on children's intrinsic motivation[J]. The Journal of Social Psychology, 1986,126(5):649-656.

[237] BROWNELL K D, COHEN R Y, STUNKARD A J, et al. Weight loss competitions at the work site: impact on weight, morale and cost-effectiveness [J]. American Journal of Public Health, 1984,74(11):1283-1285.

[238] STAIANO A E, ABRAHAM A A, CALVERT S L. Adolescent exergame play for weight loss and psychosocial improvement: a controlled physical activity intervention[J]. Obesity, 2013,21(3):598-601.

[239] INITIATIVE N O E, OBESITY N A A F. The practical guide: identification, evaluation, and treatment of overweight and obesity in adults[M]. Bethesda, MD:National Heart, Lung, and Blood Institute, 2011.

[240] MEYER B D. Natural and quasi-experiments in economics[J]. Journal of

business & economic statistics, 1995,13(2):151-161.

[241] HO D, IMAI K, KING G, et al. Match it: nonparametric preprocessing for parametric causal inference[J]. Journal of Statistical Software, 2011, 42 (8):1-28.

[242] GIRMA S, GÖRG H. Evaluating the foreign ownership wage premium using a difference-in-differences matching approach[J]. Journal of International E-conomics, 2007,72(1):97-112.

[243] RISHIKA R, KUMAR A, JANAKIRAMAN R, et al. The effect of customers' social media participation on customer visit frequency and profitability: an empirical investigation[J]. Information Systems Research, 2013, 24(1): 108-127.

[244] BLUNDELL R, COSTA DIAS M. Evaluation methods for non - experimental data[J]. Fiscal Studies, 2000,21(4):427-468.

[245] ROSENBAUM P R, RUBIN D B. The central role of the propensity score in observational studies for causal effects[J]. Biometrika, 1983,70(1):41-55.

[246] IMAI K, KING G, STUART E A. Misunderstandings between experimentalists and observationalists about causal inference[J]. Journal of the Royal Statistical Society: Series A (Statistics in Society), 2008,171(2):481-502.

[247] KIVETZ R, URMINSKY O, ZHENG Y. The goal-gradient hypothesis resurrected: Purchase acceleration, illusionary goal progress, and customer retention[J]. Journal of Marketing Research, 2006,43(1):39-58.

[248] WOOLDRIDGE J. Introductory econometrics: a modern approach[M]. Mason:Cengage Learning, 2012.

[249] STOCK J H, WATSON M W. Heteroskedasticity - robust standard errors for fixed effects panel data regression[J]. Econometrica, 2008,76(1):155-174.

[250] FOSTER D, LAWSON S. 'Liking' persuasion: case studies in social media for behaviour change[J]. 2013.

[251] FOGEL S, YOUNG L, MCPHERSON J B. The experience of group weight loss efforts among lesbians[J]. Women & health, 2009,49(6-7):540-554.

[252] SCHWIEREN C, WEICHSELBAUMER D. Does competition enhance performance or cheating? a laboratory experiment[J]. Journal of Economic Psychology, 2010,31(3):241-253.

[253] HELANDER E, KAIPAINEN K, KORHONEN I, et al. Factors related to sustained use of a free mobile app for dietary self-monitoring with photography and peer feedback: retrospective cohort study[J]. Journal of Medical Internet Research, 2014,16(4):e109.

[254] ELFHAG K, RÖSSNER S. Who succeeds in maintaining weight loss? A conceptual review of factors associated with weight loss maintenance and weight regain[J]. Obesity Reviews, 2005,6(1):67-85.

[255] HUANG L, HSIEH Y. Predicting online game loyalty based on need gratification and experiential motives[J]. Internet Research, 2011,21(5):581-598.

[256] DECI E L, KOESTNER R, RYAN R M. A meta-analytic review of experiments examining the effects of extrinsic rewards on intrinsic motivation.[J]. Psychological Bulletin, 1999,125(6):627.

[257] MAGNI M, TAYLOR M S, VENKATESH V. 'To play or not to play': A cross-temporal investigation using hedonic and instrumental perspectives to explain user intentions to explore a technology[J]. International Journal of Human-computer Studies, 2010,68(9):572-588.

[258] LIU D, SANTHANAM R, WEBSTER J. Toward meaningful engagement: a framework for design and research of gamified information systems[J]. MIS Quarterly, 2017,41(4):1011-1034.

[259] CHANG K T, KOH A T, LOW B Y, et al. Why I love this online game: The MMORPG stickiness factor[C]. Paris:ICIS 2008 Proceedings, 2008.

[260] BURT R S. Social contagion and innovation: Cohesion versus structural equivalence[J]. American Journal of Sociology, 1987,92(6):1287-1335.

[261] CENTOLA D, MACY M. Complex contagions and the weakness of long ties [J]. American journal of Sociology, 2007,113(3):702-734.

[262] SUSARLA A, OH J, TAN Y. Social networks and the diffusion of user-generated content: Evidence from YouTube[J]. Information Systems Research, 2012,23(1):23-41.

[263] RIDINGS C M, GEFEN D, ARINZE B. Some antecedents and effects of trust in virtual communities[J]. The Journal of Strategic Information Systems, 2002,11(3):271-295.

[264] LIU M, PENG W. Cognitive and psychological predictors of the negative out-

comes associated with playing MMOGs (massively multiplayer online games) [J]. Computers in Human Behavior, 2009,25(6):1306-1311.

[265] COLE H, GRIFFITHS M D. Social interactions in massively multiplayer online role-playing gamers[J]. CyberPsychology & Behavior, 2007,10(4): 575-583.

[266] HARS A, OU S. Working for free? Motivations of participating in open source projects[J]. International Journal of Electronic Commerce, 2002,6(3):25-39.

[267] CHUANG K Y, YANG C C. Informational support exchanges using different computer - mediated communication formats in a social media alcoholism community[J]. Journal of the Association for Information Science and Technology, 2014,65(1):37-52.

[268] DE RUYTER K, WETZELS M, BLOEMER J. On the relationship between perceived service quality, service loyalty and switching costs[J]. International Journal of Service Industry Management, 1998,9(5):436-453.

[269] HSIAO C, CHIOU J. The impact of online community position on online game continuance intention: Do game knowledge and community size matter? [J]. Information & Management, 2012,49(6):292-300.

[270] BAMBINA A. Online social support: the interplay of social networks and computer-mediated communication[M]. New York: Cambria Press, 2007.

[271] BIKHCHANDANI S, HIRSHLEIFER D, WELCH I. A theory of fads, fashion, custom, and cultural change as informational cascades[J]. Journal of Political Economy, 1992,100(5):992-1026.

[272] FOX J. Cox proportional-hazards regression for survival data: Appendix to an R and S-PLUS companion to applied regression[EB/OL]. [2015-03-27]. . http://stat. ethz. ch/CRAN/doc/contrib/Fox-Companion/appendix-cox-regression. pdf.

[273] BUTLER B S. Membership size, communication activity, and sustainability: a resource-based model of online social structures[J]. Information Systems Research, 2001,12(4):346-362.

[274] YAN L, TAN Y. Feeling blue? Go online: An empirical study of social support among patients[J]. Information Systems Research, 2014,25(4):690-709.